# 糖尿病新解

王险峰　著

山东大学出版社

**图书在版编目(CIP)数据**

糖尿病新解/王险峰著. —济南:山东大学出版社,2017.4(2019.7 重印)
ISBN 978-7-5607-5757-5

Ⅰ.①糖… Ⅱ.①王… Ⅲ.①糖尿病—防治
Ⅳ.①R587.1

中国版本图书馆 CIP 数据核字(2017)第 091008 号

责任策划:唐　棣
责任编辑:毕文霞
封面设计:牛　钧

出版发行:山东大学出版社
社　址　山东省济南市山大南路 20 号
邮　编　250100
电　话　市场部(0531)88363008
经　销:新华书店
印　刷:济南华林彩印有限公司
规　格:850 毫米×1168 毫米　1/32
5 印张　108 千字
版　次:2017 年 4 月第 1 版
印　次:2019 年 7 月第 2 次印刷
定　价:22.00 元

**版权所有,盗印必究**

**凡购本书,如有缺页、倒页、脱页,由本社营销部负责调换**

# 前 言

目前,2 型糖尿病的患病人数正以惊人的速度在全球范围内增长,几乎到了失控的程度。根据国际糖尿病联盟(IDF)2015 年的统计,全球糖尿病患病人数已高达 4.15 亿,平均发病率已达 10%,某些发达国家及地区的发病率已突破 11%,发病年龄更趋年轻化。在过去的半个世纪里,亚洲一跃成为 2 型糖尿病的重灾区,发病率及患者数均排名世界第一,而中国又居亚洲之首,每天有近 3000 人确诊糖尿病,发病趋势十分严峻。糖尿病已成为继心血管病、肿瘤之后第三大人类致死原因,控制糖尿病的发展已成为当今世界必须面对的首要问题。

到目前为止,人类对 2 型糖尿病的发病机理仍不完全清楚,糖尿病还是不治之症,但不良生活方式是医学界公认的主要启动因素。世界卫生组织指出:导致疾病的因素中,行为和生活方式因素占 60%,环境因素占 17%,遗传因素占 15%,医疗条件因素占 8%。就糖尿病而言,多吃少动、精神压力等不良刺激长期发酵,导致糖代谢紊乱是 2 型糖尿病的基本病理模式,其特点是发病过程隐匿,患者在安逸与甜蜜中不知不觉发病,一旦确诊,往往已经有几年甚至十几年病史,生活习惯已经根深蒂固,糖代谢模式基本定型,要从根本上扭转这一局面才能重回健康轨道。生活方式调整是达到这一目的的唯一手段,其他疗法只能扮演从属的、配合的角色。因为行为因素致病没有底线，食欲可以无限扩张，体重可以无限增加，药物剂量的增加永远追不上欲望的膨胀。行为因素导致的疾病，必须依靠行为方式调整来解决，梦想通过药物来戒烟、戒毒、戒酒、戒色是荒唐的，没有任何"灵丹妙药"能改变人类的行为模式。糖尿病也一样，在合成降糖药问世之后，糖尿病患者不仅没有减少，而是以更快的速度在发展。美食与不良生活方式打开的缺口，正在慢慢削弱人类的机能，让人行动迟缓，越来越胖，应付自然环境的能力越来越差，2 型糖尿病正是这一背景下的产物。然而，大多数 2 型糖尿病患者在得病后不能深入细致地检讨生活中存在的不良习惯，难以把握生活方式调整的节奏与力度，更不能长期坚持，误认为生活方式调整不可为，在调整没有到位之前就匆匆接受药物治疗，错失了进行生活方式调整的最佳时机，成为事实上的糖尿病。

野生动物不能改变环境，完全依靠大自然赋予的天然食物为生，没有糖尿病的烦恼。人类却在自己创造的文明中为自己埋下了糖尿病发生和发展的祸根。在客观条件受到限制的情况下，2 型糖尿病的发生会受到有效遏制甚至出现负增长，如贫穷落后地区、自然灾害、部队生活、监狱生活等等。而在缺乏客观条件约束时，就很容易陷入 2 型糖尿病的泥沼。因此，提高大众的行为认知能力，从源头上治理是控制 2 型糖尿病的关键，而把生活方式调整不到位造成的缺口完全推给药物来弥补是极端错误的，也是极端不负责任的，不仅要付出药物不良反应及继发性失效的代价，而且会造成药物依赖及放任不良生活习惯存在的局面，从长远看更会严重影响人类的健康繁衍。按照目前的发病率增加的速度计算，到本世纪末，人类将有半数以上要靠降糖药维持生命。一旦降糖药失效，等待人们的就是坐以待毙。即便降糖药尚未达到失效的程度，其对人体的负面作用也很可能会随着剂量增加及服用时间延长而越来越接近甚或超过 2 型糖尿病本身的危害，那将给人类带来灾难性后果。

医学发展大致经历了古代医学、传统医学、近代医学、现代医学的发展时期。古代医学、传统医学有着朴素的自然哲学色彩，更注重从宏观角度来认识人体与疾病，其最大特点是来源于实践经验的总结，以这种原始形态保存下来的理论往往具有真实性及不可推翻性。具有三千年历史的中医学早就一针见血地指出：糖尿病与嗜食膏粱厚味有关。并明确表明：不节饮食，纵有金丹也无法治愈糖尿病。然而，这些宝贵的经验却没有得到后世应有的重视。显微镜的发明，揭开了近代医学的序幕，把人们的视野从宏观拉向微观。实验医学应运而生，荷兰人列文虎克发现了细菌，德国的多马克发现了磺胺药，英国的弗莱明发现了青霉素，加拿大人班廷发现了胰岛素。这些划时代的成就让人们有足够的理由相信 2 型糖尿病的答案就在药理实验室，于是各种胰岛素替代剂、增敏剂、刺激剂以及糖苷酶抑制剂应运而生。没有人会怀疑在如此强大阵容轮番攻击下，2 型糖尿病还会有任何生存的空间。然而，人们太乐观了，以为口袋里装一把合成降糖药就可以高枕无忧，大吃大喝了。其实，各类合成降糖药所能发挥的作用不过是有限的辅助治疗作用，对 2 型糖尿病没有任何根治作用，它们所扮演的真正角色是人类在找到2型糖尿病根治方法前的替代疗法。然而，在众多替代疗法中，合成降糖药作为2型糖尿病的常规用药已经暴露出诸多缺陷，我们暂且不去深究它们的降糖作用能维持多久，以及缺乏规范、昙花一现的各种失效补救措施是否合理，仅仅作为一种高纯度的天然或合成有机化合物本身，终生服药对肝肾功能的潜在损害就足以成为取舍的重要考量。一般而言，化合物的纯度越高，其生物活性及对人体的毒性就越强，对肝肾造成的负担就越大，治疗急症无可非议，用来治疗慢性病则难免造成蓄积中毒。中药多为天然植物，比西药的毒副作用小得多，中医仍然强调“药补不如食补”，对需要长期服用的中药都做成蜜丸，以最大限度地减少偏性。化学合成药物的毒副作用对慢性病患者而言，始终是一颗潜伏的定时炸弹，以肝肾衰竭率先进入糖尿病终末期的患者大多具有药物滥用的历史。进入20世纪后，现代医学对糖尿病的研究已经深入到分子层面。糖尿病的诊断已经从尿糖、血糖，深入到C肽、胰岛功能测定。2型糖尿病的概念已不仅仅是血糖升高，只要胰岛β细胞分泌功能衰退，血糖不高也是糖尿病。这意味着衡量治疗效果不能只看血糖降低了多少，还要看胰岛功能的改善。因此，人们开始重视采取非药物疗法来保护胰岛功能，更多地采用生活方式调整，更加重视人的整体性，治疗上的“五架马车”理论及缩胃手术的成功应用就是很好的证明。这也体现了20世纪后医学发展的新动向——两条腿走路，既重视微观研究又重视宏观研究。令研究人员惊讶的是，现代医学的研究结果总是在佐证传统医学观点的正确性。哈勃望远镜所描绘的宇宙整体与人体有惊人的相似，印证了传统医学“天人相应”的理论。被誉为尖端科技的量子力学，受到自喻为最客观、最不容忍主观意识的自然科学家的高度期待，不仅没有把“意念”“情志”等主观意识送入“迷信”的垃圾箱，反而证实了“意识”的物质存在，“量子纠缠”现象为意识的远程传递找到了有利的证据，也为“七情”等精神因素在疾病中的重要作用找到了合理的解释。现代医学经过几百年的磨练更加成熟，正在回归传统思维，摒弃“头痛医头，脚痛医脚”的局部主意色彩。值得注意的是，历史悠久的中医理论，经历了几千年的历史沉淀，非但没有被现代医学边缘化，反倒流传到世界各地，被广泛地应用于临床治疗。在中国有超过 50% 的糖尿病患者直接或间接采用中医治疗。今天，我们正处在一个继往开来的历史时刻，应该用新的眼光审视旧的理论，被实践证明是错误的理论就应该被丢弃。必须强调的是现代医学正处在快速发展的轨道上，新旧理论更新换代周期缩短。现行的许多理论都是在挑战中生存，像胆固醇理论、酮体理论、无菌理论、降压理论、降脂降糖理论等等。新理论的出现常常是以推翻旧理论为立足点。到目前为止，还没有一个理论体系能够独善其身，就连达尔文的进化论及爱因斯坦的相对论都已受到强有力的挑战。所以，我们必须保持清醒的头脑，有保留地接受那些还不成熟的现代医学理论。

笔者既是临床医生又是 2 型糖尿病患者，已有 24 年病史。笔者大学期间曾是运动健将，尽管有 2 型糖尿病家族史，仍自信地认为糖尿病不会找上门，发现糖尿病后空腹血糖一度超过 16 mmol/L，也曾出现心绞痛、腿肌痉挛、间歇性跛行、反复牙周感染、尿路感染等并发症。笔者在发现糖尿病后始终拒绝药物治疗，完全依靠阶梯式的生活方式调整，调动机体自然修复能力，成功逆转糖尿病。笔者现已年近 60 岁，仍过着正常人的生活，旅游、爬山、游泳、打球无所不能，并利用自身的专业优势，对生活方式调整过程中出现的各种问题进行深入细致地研究探讨，积累了大量实战经验，帮助许多患者走出了困境。实践证明，生活方式调整大有可为，人人可为。笔者希望能通过这本书让更多糖尿病患者了解生活方式调整的作用原理与技术细节，调动患者的主观能动性，从根本上铲除 2 型糖尿病赖以生存的土壤。

# 作者简介

王险峰，男，1960年出生。1983年毕业于山东中医药大学医疗系，1988年同校研究生院毕业。后受聘于山东中医药研究院。1993年日本东海大学医学部访问研究员，1996年美国哥伦比亚大学基础医学部访问研究员。2003年在美国纽约曼哈顿创建 New Life Nature Therapy Center。对2型糖尿病做了大量基础与临床研究。作为医生与患者双重角色，能从亲身体验中把握2型糖尿病发生、发展及治疗过程中的细节变化，有针对性地进行研究，澄清了许多模糊观念，许多论点完全颠覆了传统观念，让人耳目一新。

# 内容提要

本书以现代医学的基本理论为依托，结合国内外最新研究成果及作者的临床经验，深入浅出地论述了 2 型糖尿病的发生与不良生活方式之间的关系，生活方式调整的基本内容及应用策略，并对糖尿病患者最关心的问题、最容易出现的误区及导致生活方式调整失败的原因与对策作了深入探讨，充分展现了生活方式调整在 2 型糖尿病防治过程中的关键作用。

# 目　录

# 第一章
# 正确认识糖尿病

## 1. 什么是糖、血糖，血糖与尿糖的关系

糖是由碳、氢、氧元素组成，在自然界广泛分布的一类有机化合物，是多羟基醛或多羟基酮以及它们的脱水缩合物。因其在化学分子式的表现上类似碳与水聚合，故以前曾称之为“碳水化合物”。糖类主要由绿色植物通过光合作用合成。葡萄糖、果糖、蔗糖、麦芽糖、淀粉、纤维素、乳糖、核糖、脱氧核糖都属糖类，它们是生命活动的主要能源物质。糖类按水解的多少又可分为单糖、低聚糖、多糖。葡萄糖、果糖、核糖、脱氧核糖都属于单糖，不能再水解；蔗糖、麦芽糖、乳糖属于低聚糖；淀粉、纤维素属于多糖。

食物中的糖通过小肠吸收入血后就称之为血糖，血糖主要为葡萄糖，约占血糖总量的80%，另有少量果糖、半乳糖等。葡萄糖在有氧条件下可经三羧酸循环完全分解成二氧化碳和水，并释放能量。葡萄糖在缺氧环境中则循无氧酵解途径生成乳酸并产生少许能量。葡萄糖的有氧氧化是机体获得能量的主要途径，生命活动所需能量的70%是由葡萄糖氧化分解提供的。血糖一部分用来为大脑提供能量，一部分为心脏提供能量，一部分为肌肉提供能量，

一部分转化为结构多糖或核糖等功能物质，剩余的部分则以糖原的形式储存在肝脏或肌细胞中，或转化为脂肪储存在脂肪组织中。

尿糖是指小便中含有的糖，正常人的尿液不含糖，只有血糖超过肾糖阈才能从小便排出。正常人的肾糖阈为8.9～10.0 mmol/L，远高于空腹血糖正常标准（3.9～6.1 mmol/L）及2型糖尿病空腹血糖诊断标准（7.1 mmol/L），故不能通过检测尿糖来诊断糖尿病。尿糖是血糖升高时机体的一个自然保护，也是胰岛素分泌不足时机体的补救措施。过去医生是通过尿糖试纸来估算血糖高度，由于灵敏度低，误差较大，便携式家用血糖仪普及之后，尿糖试纸检查已基本被淘汰。尿糖检测结果与血糖之间的对应关系如下所示：

①“＋＋＋＋”代表血糖高于19.4 mmol/L；②“＋＋＋”代表血糖16.7～19.4 mmol/L；③“＋＋”代表血糖13.9～16.7 mmol/L；④“＋”代表血糖11.1～13.9 mmol/L；⑤“±”代表血糖9.7～11.1 mmol/L；⑥“－”代表血糖低于9.7 mmol/L。

## 2. 果糖与葡萄糖作用的异同

果糖与葡萄糖是人体糖代谢中最活跃的两种糖，它们都是单糖，互为同分异构体；都具有旋光性，葡萄糖的水溶液旋光向右，果糖的水溶液旋光向左，这种对映异构（构造相同，构型不同，镜像对称但不能重叠）是两者所含“手性碳”决定的（所谓手性碳，是指连有4个不同基团的碳原子）；两者代谢过程部分重叠，终产物基本一致；过量摄入都可以从尿中原型排出；它们都具有还原性，葡萄糖含游离醛基，为己醛糖，可溶于水，不溶于酒精、乙醚，其溶解度随温度升高而变大，饱和溶液易结晶；果糖含游离酮基，为己酮糖，易溶于水、酒精、乙醚，饱和溶液不易结晶，溶解度高，在水中扩散快，在 20 ℃时，果糖的溶解度为葡萄糖的 3.7 倍，且不受温度的影响，温度越低，甜度越强，并具有口感清凉，食后不生龋齿等特点。

果糖是自然状态下最甜的糖，其甜度是蔗糖的 1.8 倍，葡萄糖的 3.5 倍。果糖虽甜，但其升糖指数却只有 23，远低于葡萄糖的 100，蔗糖的 65。这使得人体摄入果糖后不会像摄入葡萄糖一样引起血糖剧烈波动，对 2 型糖尿病患者非常有利。临床医生常常用外源性果糖注射液来协助治疗糖尿病合并心绞痛、心肌梗死、感染等症。

葡萄糖、果糖、蔗糖是自然状态下最常见的三种糖，可同时存在于同一种植物中。葡萄糖与果糖可以缩合成蔗糖，而蔗糖分解后会产生一分子的果糖和一分子的葡萄糖。在体内葡萄糖与果糖在异构酶的帮助下也可以相互转化。葡萄糖代谢在到达丙酮酸之前必须经过 6-磷酸果糖、1,6-二磷酸果糖、三磷酸甘油醛等步骤。而果糖可以绕过糖酵解的某些限速酶，更快到达糖酵解的分水岭——丙酮酸，且果糖的代谢不受胰岛素的控制，能比葡萄糖更快代谢供能。

果糖与葡萄糖之间的良性互动还表现在功能互补，相辅相成。研究证实，摄入果糖与葡萄糖各 50 g，其氧化利用率要比单纯摄入 100 g 葡萄糖高 21%。蜂蜜是果糖与葡萄糖各占一半的混合糖浆，具有非常独特的保健、抗衰老作用，是不可多得的天然良品。一般而言，水果越甜，果糖含量越高，其作用特点是“短平快”，血糖升得快，降得也快。只要适量，不仅不会导致血糖大幅升高，还能激活胰岛功能，松解顽固性高血糖。因此，摄入水果后，不必担心被检测遗漏的果糖会与葡萄糖产生叠加效应。实际上，果糖在血液中蓄积还会造成低血糖。比如遗传性果糖不耐症，患者缺乏1-磷酸果糖醛缩酶，导致1-磷酸果糖在血中堆积，摄取果糖后会出现呕吐、厌食、低血糖。再如，遗传性1,6-二磷酸果糖酶缺乏症，患儿体内1,6-二磷酸果糖不能逆向转化为6-磷酸果糖，影响糖异生，糖异生前驱物——氨基酸、乳酸、酮体等在血中堆积，表现为低血糖、发作性过度换气、酮症、乳酸性酸中毒等。

虽然果糖有许多葡萄糖不具备的优点，但这并不意味着果糖可以完全取代葡萄糖。葡萄糖占血糖的80%，是人体利用糖的主要形式，谷类、淀粉类进入人体主要转化为葡萄糖，糖异生的终产物也是葡萄糖，而糖异生是糖代谢的重要组成部分，在哺乳动物中非常活跃，饮食即使不摄入糖类，人体也会通过糖异生制造葡萄糖，确保血糖稳定。这就是为什么某些2型糖尿病患者只吃高蛋白高脂肪饮食，不吃米饭、馒头等糖类，血糖仍会升高的原因。因此，以葡萄糖为主，果糖为辅的传统食物链是无法抗拒的。但在饮料市场，情况正在悄悄发生改变，在某些发达国家，高果糖浆已经超过蔗糖的消费量，成为各类饮料的主要原材料，并以每年增加15%的速度渗透到食品工业的各个角落。然而，近年来很多健康机构都发表了果糖对健康造成负面影响的报道，美国加州大学的研究人员指出，近年肥胖急剧上升的原因不在脂肪，罪魁祸首就是果糖。一项研究报告指出，过量摄取果糖会增加患结肠癌、阿尔茨海默病、脂肪肝、高血压、肾功能损害的风险。显然，果糖怎样吃才健康还是个未知数，大量摄入果糖的实际作用正引发学术界的激烈争论。但可以确定的是，果糖，这个富含于水果中，与人类文明同步的重要单糖，与同为单糖的葡萄糖及其他糖类存在兼容性，相互为伍，相互制约，按一定比例适量使用是安全的，有益健康的。纯糖，无论是蔗糖、葡萄糖还是果糖，单独使用都存在偏性，不管是口服蔗糖，还是静脉注射葡萄糖都会造成血糖骤升，而配合果糖则结果截然不同。水果是大自然为人类量身定做的天然食物，营养成分的比例获得最佳配置，我们没有理由弃之不用，那种把水果视为 2 型糖尿病患者禁区的观点是没有科学依据的。在分子的语言中，单糖如同氨基酸及核酸，可以作为密码字母，帮助解读同类不同种化合物的特异性。果糖与葡萄糖作为单糖，其分子结构的手性对应、光学异构等特征有极其深奥的含义，加强对这方面的研究，将有助于了解糖代谢的本质，帮助人类揭开 2 型糖尿病的真正面纱。

### 3. 血氧与糖尿病

如果有人问，什么是人体最重要的营养物质，人们可能会首先想到三大营养物质。其实最有资格当选的当属氧气。人体对氧气的依赖可谓分秒不离，停止呼吸几十秒就会出现濒死感。只要有氧气存在，只喝水，不吃饭，生命甚至能维持一个月。大气中的氧气含量占 21%。人体通过呼吸摄入氧气，氧气通过肺泡进入血液，血液中的氧气称之为血氧。人体平均动脉血氧含量为 19.3%，动脉血氧分压为 13.3 kPa。氧气进入人体后，随血液进入细胞，参与人体所有代谢活动。氧气是人体能量的原动力。任何物质参与代谢均需要氧气的帮助，虽然大气中的氧气取之不尽、用之不竭，但这并不意味着人体就不会缺氧，相反，在代谢过程中细胞缺氧的现象却屡见不鲜。身体肥胖，动则气喘吁吁，是心肌缺氧的表现。因为每一个人的肺活量是基本固定的，是为标准体重量身定做的，而胖人体细胞大量增加，必然导致血氧相对不足。胖人餐后昏昏欲睡则是大脑缺氧的表现，大脑对氧气的需要量最大。每天流经大脑的血液为 2000 L，远多于身体其他部位。餐后血液大量进入消化系统参与营养物质的消化吸收，导致大脑暂时供氧不足。与糖尿病及其并发症关系更为密切的是，胖人过量摄入高脂肪高蛋白饮食，导致血脂升高，血黏度增加，血流缓慢，单位时间输送的氧气量减少。而胖人的基础代谢率增加，对氧气的需求增加，导致细胞缺氧。葡萄糖不能完全氧化，糖酵解增加，产生乳酸；脂肪不能完全氧化，产生酮体；酸性代谢产物大量蓄积会导致胰岛素抵抗。另外，血氧是通过血红蛋白来运输，糖尿病患者血红蛋白糖基化，影响红细胞携氧能力，也会加重细胞缺氧。贫血患者糖尿病发病率升高则与血红蛋白减少导致的缺氧有关。妊娠糖尿病的产生也与缺氧有密切关系。胎儿对母体造成的负荷增加与肥胖造成的负荷增加是相同的，胎儿的营养可通过母体增加饮食来提供，但胎儿对氧气的需求却常常得不到完全满足，因母体追加呼吸的努力会因为胎儿压迫等原因受到限制，相对缺氧状态在妇女妊娠过程中始终存在，如同时存在胰岛功能先天或后天不足，就极易产生巨型胎。供氧充分，胰岛素及营养物质利用的效率均会增高，进食量会相对减少。因此，改善缺氧比单纯注射胰岛素对预防巨型胎更有效。增加全身及局部供氧有利于糖尿病及其并发症的恢复。如氧疗法可以降血糖，改善视力，增加睡眠；用含氧量高的水泡脚，可以有效缓解糖尿病足带来的疼痛；高压氧治疗对糖尿病心脑血管并发症的恢复具有显著疗效等等。糖尿病患者血糖达标而心脏病并发症的死亡风险毫无改善，正是由于心脏缺氧得不到纠正的结果。总之，缺氧在糖尿病的发生、发展过程中扮演着非常重要的角色，而纠正缺氧就必须首先纠正超重，不控制体重，血糖降得再低，也无法遏制病情恶化。

## 4. 血糖波动的奥秘及启示

当我们阅读验血报告时会发现，血液中所有成分都有一个正常范围，也叫波动范围。其中，血糖由于受饮食的直接影响，波动范围最大，晨起空腹状态下血糖最低，一般在 6.1 mmol/L 以下，进食后血糖开始升高，在 1 小时左右达到高峰，然后开始下降，3 小时后恢复到餐前水平。一日三餐，每餐的饭量都不一样，引起血糖波动的幅度各不相同，吃得越多，波动幅度也就越大。机体对血糖波动有一定的限制，在正常情况下，餐后 2 小时血糖不会超过 11.1 mmol/L(200 mg/dL)，做到这一点主要是通过以下两套调节机理来完成的。首先，含糖食物一进入消化道就会激活肠-胰岛素轴系统，促使胰岛分泌胰岛素；其次，血糖浓度升高会刺激下丘脑的血糖控制中枢反射性引起胰岛素分泌。另外，血糖一旦超过肾糖阈(8.9～10 mmol/L)，还会从小便排出。接到分泌指令的胰岛β细胞，通过快慢两种时相的分泌组合，对餐后血糖进行全方位调节，既有提前量，又有时间差，既不会让血糖一飞冲天，也不会让胰岛素先期而至，出现低血糖，从而使餐后血糖大致在3.9～11.1 mmol/L(70～200 mg/dL)的区间波动。

波动是事物存在的基本形式，生命活动本身就是由无数有规律的波动所组成，如正常心率为60～100次/分，正常血压为70～110 mmHg。各种形式的身体锻炼常常会使心率、血压短暂超越上述正常波动范围，只要持续时间及运动强度不超过限度，不仅不会造成损害，反而有利于强化功能。经常献血的人，反而会强化造血功能。胰岛功能也不例外，血糖在一定范围内的波动能刺激胰岛β细胞增生，功能增强。著名糖尿病专家聂文涛先生所提出的“谷物保护曲线”正是这一作用的体现，即经常喝米粥，可以保护胰岛功能，血糖会先升后降。

血糖波动有向上波动与向下波动的不同，又有良性波动与恶性波动的区别。胰岛素、运动、降糖药可以使血糖下降；饮食过量与升糖激素可以使血糖上升。长期服用降糖药与长期饮食过量引起的血糖波动，持续改变了血糖正常波动轨迹，属于恶性血糖波动；而运动、内源性胰岛素、各种升糖激素引起的一过性血糖波动，不会超越人体的自然调节范围，属于良性波动。日常生活中引起血糖向上波动的因素有很多，如精神刺激、劳累失眠、感冒发烧等都会刺激下丘脑、肾上腺皮质等分泌升糖激素，导致血糖向上波动，人体正是通过血糖波动来应对各种挑战，如果此时血糖调动不起来，将会造成一系列不良后果。目前医学界对人体所能承受的血糖波动上限尚无定论，出现高渗性昏迷时，血糖可达 50 mmol/L，普通 2 型糖尿病患者餐后血糖很容易突破 25 mmol/L，血糖上升的空间比下降的空间大得多。血糖在肾糖阈以下，患者往往没有任何症状。用降糖药把空腹血糖锁定在 4.4～5.6 mmol/L 的狭窄范围内，餐前血糖下降空间被压缩到接近极限，稍有波动就会导致低血糖，餐后血糖的上升空间也被封堵，使整体血糖波动幅度缩小，波动范围下移，严重违背了广义波动理论，其合理性一直备受争议。

另外，2 型糖尿病与 1 型糖尿病不同，患者的胰岛功能仍然存在，应特别珍惜这个资源。保护胰岛功能不等于把它放入襁褓中，成为温室的花朵。加拿大医生班廷在发现胰岛素时做过一个著名的试验：在结扎动物胰管后，胰腺迅速萎缩，而胰岛却没受影响，照样正常工作，因为胰腺是外分泌腺，而胰岛是内分泌腺。可见废用就意味着萎缩。2 型糖尿病患者使用外源性胰岛素替代就是一种变相的废用，胰岛功能会逐渐衰退。因此，保护胰岛功能就应当让血糖在生理认可的范围内自由波动，来不断激发胰岛的分泌潜力。历史上，以肉食为主的游牧民族、渔猎民族，过渡到以糖类为主食的生活环境时，没有出现适应不良，糖尿病流行的情况，而以糖类为主食的亚洲人迁移到欧美后，增加了肉食比例，糖尿病却迅速增加，说明糖类在某种程度上强化了人体平衡血糖的能力。血糖的良性波动对维持正常的胰岛功能非常重要，把糖尿病并发症统统看作是血糖波动的产物是缺乏根据的，持续的血糖升高比短暂的血糖波动危害更大，长期存在的饮食过剩比偶然发生的过度饮食更可怕。超越极限的暴饮暴食，各种形式的汉堡、热狗等饮食比赛，均能引起血糖恶性波动，危害极大，应尽量避免。但为防止这种极端行为的损害而过度压缩血糖波动范围又会弱化胰岛功能，导致矫枉过正。

## 5. 糖尿病的来龙去脉

糖尿病是一个非常古老的疾病。千百年来，世界各地不同国家、不同种族、不同语言的人们有着大量关于糖尿病的原始描述。公元前 1550 年，古埃及人书写在莎草纸的文献上记载着一种“多饮多尿”的疾病，这是考古学上可追溯的最早关于糖尿病的文字记载。古老的中医把糖尿病称为“消渴病”，公元前 100 年的《黄帝内经》中就有“消渴”的记载，意指患者口渴多饮，饮后仍难解渴。糖尿病按文字理解，指的是尿中有糖的疾病，这是因为糖尿病最初是通过小便发现的。第一个命名“糖尿病”的英国医生托马斯，曾提到患者的小便“其味如糖似蜜”。而现代糖尿病的概念则是指以血糖升高为主要特征的全身代谢性疾病。西方医学在相当长的一段时间里，依靠测量尿糖含量来确定糖尿病。直到 20 世纪初，加拿大医生班廷发现了血糖及胰岛素，人类才认清了糖尿病的本质。20 世纪 60 年代人工合成了胰岛素，彻底结束了只靠饥饿疗法治疗 1 型糖尿病的历史。如今，人类对糖尿病的认识已深入到分子层面，与当初人们对糖尿病的认识已相去甚远，先后有许多学者提议修改糖尿病病名，如改为糖胖病、糖脂病、糖心病等，但没有一个能更好地概括糖尿病，只好沿用世人已经习惯了的“糖尿病”。

## 6. 什么是糖耐量试验，有什么意义

葡萄糖耐量试验即葡萄糖负荷试验，被用来检测胰岛β细胞的储备分泌功能，对空腹血糖增高但未达到诊断标准的患者有辅助确诊的意义，便于早期发现糖尿病，被广泛应用于临床实践中。具体方法是：患者口服75 g葡萄糖，2小时后测量血糖，低于7.8 mmol/L为正常；7.8～11.0 mmol/L为糖耐量减低；11.1 mmol/L及以上可确诊为糖尿病。

一般认为胰岛β细胞的功能障碍在糖尿病前期就存在，先于空腹血糖的升高。也就是说当胰岛β细胞功能开始代偿时，空腹血糖还能维持在正常范围，但此时的糖耐量试验就会出现异常。空腹血糖是餐后8小时以上的血糖值，经过一整夜的调整，已无法反映胰岛实际功能。糖耐量试验相当于餐后血糖监测，主要反映第一、第二时相胰岛素的分泌情况，而空腹血糖还有基础胰岛素分泌等因素的参与，故血糖检测结果常常会好于糖耐量检查。两种检查存在一定差别，糖耐量试验是在限制时间内，检验机体对葡萄糖的处理能力，空腹血糖检测是反映没有严格时间限制时机体对血糖的综合管控能力，前者随年龄的增加会出现无法抗拒的衰退，统计发现65岁以上老年人中有85%存在糖耐量减退，而后者可在一生中保持稳定。两种能力中哪一种更应该被重视还存在争议。有报道指出，单纯检测空腹血糖，将漏诊60%的2型糖尿病患者。因此认

为空腹血糖检测只能作为糖尿病的初步筛查。空腹血糖接近正常上限的人,一般已经存在糖耐量的异常改变,不能盲目乐观。但由于空腹血糖测定更容易操作,所以目前仍然是血糖检测的主要方式。

## 7."黎明现象"与"苏木杰现象"的不同

如果一个糖尿病患者晚上睡前到早晨起床之前这段时间并无进食,血糖应该越来越低,但在临床上,医生常常会听到患者问这样一个问题,"为何晨起血糖会比睡前还高"。比如,睡前血糖是 7.1 mmol/L,起床后升到 7.6 mmol/L。这是因为在正常情况下,肾上腺素、甲状腺素等升糖激素在早晨 5～9 时达分泌高峰,会带动血糖升高,但由于受到基础胰岛素分泌的影响,这种升糖作用被抵消。但对糖尿病患者而言,由于胰岛素分泌不足,所以无法制衡升糖激素的作用,则会出现晨起血糖升高,这就是所谓的"黎明现象"。另外,当降糖药使用过量时,也会出现晨起血糖升高的情况,这是由于夜间出现了低血糖,反射性地引起升糖激素分泌所致,这就是所谓的"苏木杰现象"。两者区别的方法是:凌晨 3 点测血糖,血糖低者为"苏木杰现象",否则为"黎明现象"。在治疗上,"黎明现象"需要增加降糖药的剂量,"苏木杰现象"则需要减少降糖药的剂量。

## 8. 何为"糖尿病蜜月期"

研究人员发现,糖尿病经过 1～3 个月的胰岛素治疗,血糖在恢复正常后,即使停药,也会有一段时间的稳定期,这段时间被称作“糖尿病蜜月期”。蜜月期可以是1个月也可以是数月，有的甚至会超过1年。一般情况下，胰岛素强化治疗两周即可进入蜜月期。蜜月期的长短与年龄、病程长短及是否使用过降糖药有关。年龄越小，病程越短，初次使用胰岛素的患者蜜月期越长；年龄越大，病程越长，使用过降糖药的患者蜜月期越短。对蜜月期出现的原因虽然有不同的解读，但胰岛功能某种程度的恢复是无可争议的事实，这与近代流行的胰岛β细胞凋亡理论相左，根据这种理论，2型糖尿病是胰岛β细胞大量凋亡的结果，2型糖尿病一旦确诊，50%的胰岛β细胞已经凋亡，而且这种凋亡会按单方向进行性加重。糖尿病蜜月期的出现无疑是对这一理论的否认，显示胰岛β细胞并没有真正凋亡，基本功能依然存在，只是过度分泌导致的疲劳性功能缺失，或称胰岛β细胞的休眠状态。胰岛素强化治疗让胰岛β细胞得到了充分休息，才使得其分泌功能恢复正常。胰岛组织是胰岛素的制造工厂，只要机器存在，其功能是永存的。2型糖尿病与1型糖尿病的不同就在于前者胰岛组织的结构没有被破坏。实际上，胰岛组织远不像人们想象的那么脆弱，它是以脉冲式，昼夜间断的方式分泌胰岛素，而不像心脏，必须一天24小时不停跳动，只要适当限制饮食，给它一点关心，它就会很快从疲劳中恢复，继续一丝不苟地为我们工作，只是我们过于贪迷美食，在胰岛β细胞疲劳之际，仍不给它休息的机会，继续大吃大喝，或用胰岛素促泌剂、增敏剂鞭打病牛，才会促使它走向衰竭。

## 9. 糖化血红蛋白——控制血糖的金标准

糖化血红蛋白(HbA1c)是血液中的血红蛋白与血糖结合的产物。血红蛋白存在于红细胞中,是负责运送氧气的蛋白质。血红蛋白可以被血液中的葡萄糖糖基化,形成糖化血红蛋白,其结合过程是非酶化,缓慢进行,不可逆的。糖化血红蛋白一旦形成,相当稳定,不易被分解破坏,除非红细胞死亡。由于红细胞的寿命是120天,故糖化血红蛋白反映的是测量前2～3个月的血糖状态,且测定结果不受饮食、运动等因素影响,更加准确可靠,被临床医生视为观察血糖控制情况的金标准。糖化血红蛋白的正常值为4%～6.5%。一般认为仅空腹血糖下降,糖化血红蛋白不降,不代表病情真正好转。但糖化血红蛋白对空腹血糖也有影响,糖化血红蛋白不降,空腹血糖也难降。新患者进行生活方式调整的开始阶段,血糖顽固难降,降下来也很容易反弹,与红细胞有120天的代谢周期有一定关系,只要持之以恒,随着新生红细胞逐渐取代老旧红细胞,糖化血红蛋白开始下降,待老旧红细胞被彻底更新换代后,糖化血红蛋白与空腹血糖会双双恢复正常。

## 10. 2型糖尿病的诊断标准及其争议

说到"三多一少",人们都会联想到糖尿病。说到糖尿病的诊断标准却鲜有人知。这是因为"三多一少"作为糖尿病的典型症状,经过千百年的历史变迁从未改变过,而糖尿病的第一个国际诊断标准则在诞生后的30年间几经修改。一般而言,疾病是要通过症状来表现,也主要是通过症状来诊断，实验室检查是辅助手段，要结合症状才能作出诊断。但糖尿病的诊断则比较特别，主要是依靠实验室检查，因为血糖改变早于症状出现，医生希望在症状出现之前就能作出诊断，并给予早期治疗。但正确界定能够反映糖尿病出现的血糖范围，把这种看不见、摸不着、感觉不到的盲区，前瞻性地量化到一个具体数值，无疑是一项巨大的挑战。从现代医学角度看，需要大量流行病学、临床医学、循证医学、实验医学数据的支持。那么，第一个国际通用的2型糖尿病诊断标准又是在什么背景下产生的呢？20世纪60年代，多项大型前瞻性流行病学研究发现，空腹血糖高于7.8 mmol/L与口服葡萄糖耐量试验2小时血糖高于11.1 mmol/L的人，都会出现视网膜和肾脏的病理改变。美国国家糖尿病数据组以此为主要依据，于1979年提出了糖尿病的诊断标准，1980年，世界卫生组织(WHO)在此基础上制定了第一个世界统一的糖尿病诊断标准，即具备下列任何一项即可诊断为糖尿病：①空腹血糖大于等于7.8 mmol/L；②随机血糖大于等于11.1 mmol/L；③空腹血糖小于7.8 mmol/L，但75 g葡萄糖耐量试验2小时血糖大于等于11.1 mmol/L。此后，美国糖尿病学会(ADA)发现，糖耐量试验2小时血糖大于等于11.1 mmol/L的人群中，约有30%的人空腹血糖小于7.8 mmol/L，与之相对应的空腹血糖应为6.7～7.2 mmol/L。而空腹血糖7.8 mmol/L时，餐后2小时血糖多为12.8～13.9 mmol/L。于是，美国糖尿病学会在1997年的科学年会上提出了糖尿病诊断的新标准，主要是把2型糖尿病空腹血糖诊断标准从7.8 mmol/L降为7.1 mmol/L，并把空腹血糖 6.1～7.0 mmol/L 的区间规定为空腹血糖受损(IFG)。这些标准随即被 WHO 采纳，成为近 20 年国际通用的诊断标准。具体内容为:①AIC(糖化血红蛋白)大于等于 6.5%，或②空腹血糖大于等于7.0 mmol/L，或③糖耐量试验 2 小时血糖大于等于 11.1 mmol/L，或④有高血糖的症状或高血糖危象，随机血糖大于等于11.1 mmol/L。上述如无高血糖症状，标准①～③应该再次检测证实。2003 年 11 月，美国糖尿病学会又进一步将空腹血糖受损的诊断范围由 6.1～7.0 mmol/L 下调至5.6～7.0 mmol/L，这一改变把美国空腹血糖受损的比例从 6.7%增加到 24%。2004 年，中国糖尿病学会接纳了这个标准，不过欧洲国家拒绝接受，仍保留 6.1 mmol/L 的标准。

为了对这一大批被提前诊断出来的“患者”负责，医生给这些在旧标准下属于正常的人进行超前治疗。医学界希望借此来遏制糖尿病的扩张势头，然而这一举措不仅未能帮助他们远离糖尿病，反而使采用药物治疗的人日后大都加入到了糖尿病的行列。正是这些人的加入，使糖尿病的发病率年年创新高。此后，越来越多的学者开始对一再调降诊断标准的合理性产生质疑，迫于压力，美国糖尿病学会在近年的年度报告中先后放宽了老年糖尿病患者及妊娠糖尿病患者的糖控标准，更于 2015 年对餐前血糖目标作了重大修正，由 3.9～7.1 mmol/L(70～130 mg/dL)调整至 4.4～7.1 mmol/L(80～130 mg/dL)，并推荐人们多参加运动锻炼，更加注重生活方式的调整。主流医学在经历了近半个世纪的血糖紧缩策略之后，之所以发生方向性的重大转折，其根源在于现行糖尿病诊断标准所存在的先天不足。首先，医学界对低血糖的认定标准不明确。国际上一般把低于2.8 mmol/L作为低血糖的确诊标准，但这是足以引起低血糖休克的血糖值，与3.9 mmol/L的空腹血糖正常值下限仅差1 mmol/L。1 mmol/L的葡萄糖仅能维持运动员高强度运动半个小时左右。把两者的安全间隔限制在如此狭窄的区域，有违生理常态，明显存在安全隐忧。而糖尿病诊断标准及强化降糖标准都是参照这一标准制定的。糖尿病患者在药物治疗过程中频繁出现的低血糖正是这种设置缺陷的产物。一项由美国国立心肺血液研究所发起的研究显示，把糖化血红蛋白严格控制在6%以下的强化血糖控制组的死亡率明显高于糖化血红蛋白控制在7.8%的标准治疗组，相对死亡风险增加22%。其次，现行糖尿病诊断标准在制定过程中没有把肾糖阈、生存质量、绝对寿命等重要指标纳入考量，也没有临床医学、循证医学、流行病学的大量证据做后盾，导致患者血糖达标却常常死于糖尿病性心脏病、脑血管意外等。再次，诊断标准对个体差异及年龄差异没有规范。本来人体的各项指标在不同年龄段有不同标准，如血压、心率，随着年龄增长，都向上适当放宽。而血糖标准却采取了一刀切的方式，忽视了不同年龄段之间的差异。

总之，糖尿病的诊断标准自从诞生以来就存在诸多争议，尤其是1997年美国糖尿病学会对糖尿病诊断标准的大幅下调明显带有“低者恒低”的惯性思维色彩。在营养过剩、糖尿病肆虐的今天，人们早就忘记了大饥荒的恐怖，很容易低估低血糖造成的危害。在上述标准实施近20年的时间里，负面报道层出不穷。2009年，国际权威糖尿病研究机构"Nice Sugar"在新英格兰医学杂志刊登的一项研究表明,将糖尿病患者的血糖严格控制在正常人的标准范围内是有害的,将其控制在 7.8～10 mmol/L 之间最有利于糖尿病患者的健康。这恰好接近肾糖阈的控制范围。因此,医学界应当重视循证医学反馈回来的信息,综合多学科研究结果,重新审慎评估人体最佳血糖水平,从而合理确定 2 型糖尿病的诊断标准。

## 11. 口渴与糖尿病

口渴与糖尿病有密切关系。古印度称糖尿病为"渴病",中医称糖尿病为"消渴病"。口渴是身体缺水的表现,有生理性口渴与病理性口渴的不同。剧烈运动,天气炎热导致大量出汗及饮食过咸引起的口渴属于生理性口渴,饮水后可迅速缓解。如果口渴频繁出现,持续时间延长,口渴感不能被饮水所缓解,出现所谓"渴欲饮水,饮又不解渴"的现象,则往往是病理性口渴,常见于糖尿病。这是因为高血糖可以导致血浆渗透压升高,反射性地引起口渴中枢兴奋。"饮不解渴"极易导致过度饮水,出现多尿、腹胀、水肿等症。

葡萄糖是人体唯一没有经过分解代谢就可大量从小便以原型排出的物质,绝大多数物质在小肠吸收之前就被各种消化液破坏得面目皆非,进入人体后难逃被分解的命运,从小便排出时早就变成各种代谢碎片及水。葡萄糖浓度的改变会直接影响血浆渗透压,口渴是血浆渗透压升高的外在表现,相当于血糖高低的晴雨表。可见古人把口渴作为 2 型糖尿病的特征是有一定道理的。古人又根据口渴的特点把糖尿病分为上、中、下三消。“口渴多饮”为上消，主肺；“多食易饥”为中消，主胃；“饮一溲一”（喝多少，尿多少）为下消，主肾。指出糖尿病早期，多饮多食，病在肺胃；糖尿病晚期，多饮多尿，病在肾。这些精辟的论述在科技发达的今天仍有指导意义。

2 型糖尿病早期，在血糖没有任何改变时，患者就会出现多饮多食、心烦燥热等症状，在西医看来没有任何异常，但对中医而言，已经存在肺胃燥热证。很多人不理解中医为什么会把肺与消渴（糖尿病）扯在一起，甚至认为中医搞错了状况，更把中医所说的“肺为水之上源”视为无稽之谈。实际上这正是中医的深奥所在。糖尿病是从肥胖，基础代谢率增加开始的，而肥胖与缺氧具有明显的因果关系。肺功能代偿可以出现“肺燥”（口渴多饮），缺氧得不到纠正可进一步导致葡萄糖氧化不全。因此，对肺的调理相当于对 2 型糖尿病的早期治疗。这种以口渴为客观指标的预防性治疗比西医血糖检测更直观。西医认为口渴是正常现象，无法从口渴的改变来预测血糖的改变，只能依靠盲目压低血糖来被动地实现预防性治疗，缺乏客观指标，难免导致过度治疗，而中医就不必担心低血糖等情况发生。过去，人们普遍认为中医缺乏先进的血液监测技术，仅靠望、闻、问、切去捕捉蛛丝马迹，与西医相比有极大的缺陷，难以抓住疾病的本质，对病情的把握与治疗总会慢半拍，现在才意识到中医对临床症状的精细辨证会比西医更早发现疾病，并实施真正意义上的早期治疗。因为所有的疾病都不会脱离症状而存在，所有的治疗都是以消除症状为目的，没有症状支持的医疗行为都是盲目的，靠不住的。过分依赖实验检查，缺乏对症状的分析正是西医的软肋。

2 型糖尿病的发展过程中，血糖由小幅升高发展到大幅升高，由偶然升高发展到持续升高。口渴的变化与血糖的改变相适应，也有一个从量变到质变的逐渐发展过程。从“口微渴”“口渴多饮”发展到“消渴”；从偶尔出现口渴发展到昼夜不停的口渴状态。通过辨析口渴的特点就可以大致确定糖尿病所处的阶段，并可通过口渴的改善来确定治疗效果。我们通过反复试验发现，血糖低于肾糖阈，“饮不解渴”会率先消失，血糖低于 8.0 mmol/L (140 mg/dL)，口渴多饮就会消失，这间接证明中老年人把血糖控制标准放宽到 8.0 mmol/L 是合理的，并对西医大幅降低糖控标准而致频发低血糖的必要性及合理性产生质疑。西医用降糖药把血糖控制在远低于口渴出现的水平，仍无法避免口渴的发生，因为药物迟服、漏服、继发性失效，过度进食等因素都会导致血糖大幅波动，并通过口渴反映出来。

口渴不仅能预测血糖，它还为我们打开了治疗糖尿病的大门。比如，中医从肺论治糖尿病口渴，清热润肺，生津止渴，所采用的主要药物被药理实验证实大都有一定降糖作用，如黄芩、黄连、天花粉、葛根、麦冬等。肺为呼吸器官，又启发我们采用氧疗法协助治疗糖尿病。很多患者胰岛素用量很大仍难以取效，配合吸氧后血糖迅速得到控制，口渴也同时缓解。

总之，口渴与糖尿病之间的互动关系具有丰富的内涵，其中蕴藏着许多不为人知的奥秘，古人通过长期的临床观察总结出的经验是一笔宝贵的财富，值得我们深入挖掘。

## 12. 肝与糖尿病

肝脏在糖尿病的发生发展过程中扮演着重要角色。第一，肝脏是人体最繁忙的器官，三大营养物质(糖、脂肪、蛋白质)的代谢主要在肝脏进行，肝细胞每天要制造800～1000 mL的胆汁，还要负责几乎所有凝血因子的制造，多种维生素、酶、激素的合成。肝脏也是人体最重要的解毒器官，90％的药物、酒精要靠肝脏代谢掉。毒素进入人体，肝脏首当其冲，会竭尽全力将其分解破坏，后经肾脏排出体外。因此，肝脏在人的一生中承受的压力最大，受到的伤害也最多。第二，肝脏是调节血糖的主要器官。正常情况下，人体各个组织器官通过细胞膜上葡萄糖转运体GLUT1和GLUT3摄取葡萄糖作为能量来源，当血糖浓度过高时，肝细胞膜上的GLUT2开始工作，摄取血液中的葡萄糖进入肝细胞，迅速合成肝糖原，从而降低血糖；肝细胞在胰岛素的帮助下，还能将部分多余的血糖转化为脂肪储存。第三，经小肠吸收的脂肪酸，在肝脏重新合成人体脂肪，并运往脂肪组织储存。一旦脂肪摄入过多，超过肝细胞的处理能力，便会滞留在肝脏，形成脂肪肝。脂肪肝是肝源性胰岛素抵抗的罪魁祸首。有报道指出，2型糖尿病患者超过50％合并脂肪肝。第四，精神因素可以影响肝功能。长期忧郁，悲伤，愤怒等精神改变会削弱肝功能。中医最重视情志因素致病，认为情志不遂可以引起肝气郁结，进而影响全身气的运行，导致气机逆乱，出现嗳气、食欲缺乏、消化不良、妇女闭经、更年期综合征、肥胖等一系列病变。老年糖尿病患者心理障碍发生率远高于普通老年人。第五,糖尿病进展常常与肝功能恶化有关。2 型糖尿病患者长期服用降糖药、降压药、降脂药等化学合成药物所产生的不良反应及脂肪肝长期得不到改善可导致肝功能恶化,甚至出现肝硬化,使糖代谢紊乱进一步加重。

总之,肝脏相当于人体的"大管家",全面协调人体的新陈代谢,肝功能障碍不仅参与 2 型糖尿病的形成,也与糖尿病的发展及预后有密切关系。2010 年,美国糖尿病学会把年度最重要的"班廷奖"授予罗伯特·扎里的《肝脏可作为个体化治疗糖尿病的靶点》,表明肝脏与糖尿病的关系已受到医学界的高度重视。

## 13. 胰岛素及其分泌的两种方式

胰岛素是加拿大医生班廷与贝斯特于 1921 年发现的。胰岛素是由 51 个氨基酸组成的蛋白质类激素,是体内唯一的降糖激素,由胰岛 β 细胞分泌。胰岛素的分泌受 3 个因素的影响:①外源性葡萄糖的刺激。摄入糖类食物后,刺激消化道分泌胰高血糖素样肽-1(GLP-1)等肠泌素,引起胰岛素分泌。胰岛素分泌的 60%属于这一途径。这一途径引起的胰岛素分泌比静脉注射同样剂量的葡萄糖要多。②高血糖刺激下丘脑,通过副交感神经发出指令,刺激胰岛素分泌。③高血糖刺激迷走神经,经过 M 受体刺激胰岛素分泌。受到刺激的胰岛 β 细胞先分泌胰岛素原,胰岛素原脱掉 C 肽后变为胰岛素,胰岛素随血液到达身体各个器官,与细胞膜上的胰岛素受体结合,打开葡萄糖进入细胞的大门，使血液中的葡萄糖进入细胞氧化供能或转化为糖原储存起来。胰岛素的半衰期为6分钟，在胰岛素酶的作用下水解成氨基酸在肝脏灭活。

胰岛素有两种分泌方式，一是用来维持空腹状态下血糖水平的基础胰岛素分泌，每天分泌约24单位；二是餐时胰岛素分泌，即为了降低餐后血糖而分泌的胰岛素。餐时胰岛素分泌分第一时相和第二时相。第一时相也叫快速时相胰岛素分泌，血糖升高数分钟内，胰岛β细胞迅速将储备的胰岛素释放入血，以压制血糖快速提升。第一时相胰岛素分泌15分钟后，胰岛β细胞将新合成的胰岛素陆续分泌入血，这就是第二时相胰岛素分泌。这一过程可持续数小时，直到血糖恢复到餐前水平。人体一天胰岛素的生理分泌总量约为40单位。饮食过量，进餐时间延长会大大增加第二时相胰岛素的分泌，加重胰岛β细胞的负担。第一时相与第二时相胰岛素的协调分泌，构成了餐后血糖特有的倒V形正弦曲线，胰岛功能减退及服用降糖药后曲线形状发生改变。

## 14. 什么是胰岛素抵抗

胰岛素抵抗是指各种原因导致的胰岛素效率降低，以致必须追加分泌才能满足机体需求的现象。20世纪50年代，临床医生发现，相同剂量的胰岛素对不同患者的作用大不一样，为了寻找其中的原因，Yallow等人运用放射免疫分析技术，对糖尿病患者血浆胰岛素的敏感性进行了对比研究，结果发现血浆胰岛素水平较高的人，其靶组织(如肝脏、肌肉、脂肪组织)对胰岛素的敏感性降低，而血浆胰岛素水平较低的人，其靶组织对胰岛素的敏感性升高，由此提出了胰岛素抵抗的理论。1988 年，美国内分泌专家 Reaven 进一步发现，2 型糖尿病早期可出现胰岛素分泌亢进的现象，进一步证实了胰岛素抵抗的存在。胰岛素抵抗多见于肥胖人群，肥胖合并脂肪肝者胰岛素敏感指数明显低于正常人。胰岛素是蛋白质，对温度、酸碱等环境改变非常敏感。有报道指出，血液 pH 值每酸化 0.1 个单位，就可导致胰岛素活性降低 30%。近年又发现胰岛素的结构异常，胰岛素抗体形成，脂肪组织分泌的细胞因子如白介素-6、肿瘤坏死因子等引起的慢性炎性反应，肠-胰岛轴异常活化、氧化应激等都会影响胰岛素的活性。因此，胰岛素抵抗的概念已扩展到多种因素综合作用的结果。限制饮食，积极防治高脂血症，增加运动均能改善胰岛素抵抗。合成降糖药，包括胰岛素，虽能降低血糖，但不能改善胰岛素抵抗，还会因为抗药性的产生加重胰岛素抵抗。患者在联合用药后，对仅使用一种降糖药不再敏感；患者在使用了高纯度的胰岛素后，对低纯度的胰岛素不再敏感，胰岛素用量超过 40 U/d 仍不能控制病情的大有人在。胰岛素抵抗与血液质量恶化程度成正相关。中老年人肺活量降低，血液酸化，自由基泛滥，各种免疫球蛋白充斥在血液中，血液质量与年轻时代有巨大差异，这是胰岛素抵抗存在的基础。老年糖尿病不能仅重视胰岛功能衰退因素，也要重视胰岛素抵抗因素，后者又存在基础抵抗与即时抵抗的不同，即时抵抗是指食入大鱼大肉等造成的立即抵抗。因此老年糖尿病患者的胰岛素抵抗作用很容易被放大，不得不慎。

## 15. 外源性胰岛素的喜与忧

胰岛素的发现与人工合成，是一项划时代的成就，拯救了成千上万糖尿病患者的生命。随着合成技术的提高，外源性胰岛素的纯度也在不断提高。长效、中效、短效胰岛素制剂一应俱全。越来越多的新患者被推荐采用胰岛素治疗。为了模仿人体胰岛素分泌的生理曲线，医学家又研制出了胰岛素泵。许多人乐观地认为人类已经找到了征服糖尿病的有效方法。很多医生认为胰岛素是生物制剂，没有任何不良反应，可以大胆使用。事实果真如此吗？外源性胰岛素与内源性胰岛素真的没有区别吗？长期应用对人体无害吗？对生存质量没有影响吗？实际上，外源性胰岛素不仅存在形成脂肪垫、体重增加、水肿、过敏、皮肤感染等常见不良反应，还存在许多深层次的问题。首先，外源性胰岛素是蛋白质，无论是来源于动物，还是来源于人工重组，都存在抗原性，会被免疫系统作为异物进行识别与排斥，稍有不慎(如质量问题，保存不慎等)就会遭到攻击，甚至会引起特异性免疫反应。1 型糖尿病是与新生儿摄入牛乳有关的自身免疫疾病，其中牛乳蛋白，尤其是牛乳胰岛素蛋白扮演重要角色。2 型糖尿病患者出现过敏反应的现象也时有报道，不得不慎。第二，外源性胰岛素同样存在耐受性与继发性失效。耐受性是一种生物学现象，是长期使用药物后机体对药物的反应性降低，要不断增加剂量才能维持疗效。它不仅发生在药物滥用的个体，也同样发生在所有正确使用药物的群体，它是药物使用过程的必然产物。临床上外源性胰岛素的用量达到或超过 40 U/d 的生理需要量仍然无效的患者比比皆是，有的患者甚至超过 80 U/d。在这种情况下胰岛素对血糖的控制作用已形同虚设。第三，与 1 型糖尿病不同，2 型糖尿病患者胰岛分泌功能仍然存在，使用外源性胰岛素，会对内源性胰岛素的分泌产生抑制，日久必然导致胰岛 β 细胞功能退化。第四，与内源性胰岛素相比，外源性胰岛素存在功能缺陷。如内源性胰岛素的制造与释放过程能够带动胰淀素分泌，胰淀素具有抑制胰高血糖素分泌的作用，外源性胰岛素“空降人体”，缺少制造环节，则无法带动此作用。另外，内源性胰岛素的分泌受到肠道分泌的胰高血糖素样肽-1 等肠泌素的调节，而“空降人体”的外源性胰岛素则无此互动关系。这些缺陷必然使机体柔顺性降低，脆性增加，一旦遭遇极端情况，则丧失调节能力。就像存在结构缺陷的建筑，平时看不出任何毛病，一遇飓风、地震，则会顷刻坍塌。第五，外源性胰岛素会扰乱患者的正常生活节奏。众所周知，低血糖是胰岛素最危险的不良反应。为了防止低血糖，患者注射胰岛素后，要避免打球、爬山、游泳等中、高强度体力活动；避免超时、加班工作；必须按时吃饭；如果晚饭吃得太早，或量不够，或睡前活动过量，都有可能在夜间出现低血糖。如果低血糖出现在睡眠中，后果不堪设想。本来 1922 年胰岛素的发现几乎把刚问世一年的二甲双胍送入坟墓，但随着胰岛素的普及，暴露的缺点也越来越多，促使人们寻找更安全的药物，二甲双胍才得以进行更广泛的药理和临床试验，在众多合成降糖药中脱颖而出，成为当今应用最广的一线药物。

总之，人类使用胰岛素的历史并不长，很多不良反应还需要时间反馈。正如植牙技术问世之初,许多人把尚有功能的牙也一同拔掉,植入美观又坚硬的义齿,乐观地认为此举可以一劳永逸。但日后发现义齿远不如原生牙好用。如今,植牙技术日趋完善,而牙科医生仍一再强调,不到万不得已,不要轻易拔牙,义齿再好也比不了原生牙。外源性胰岛素也存在同样问题,无论纯度多高,都无法真正取代内源性胰岛素。胰岛素泵同样暴露出许多问题,针孔感染,机器的清洁、维修、故障排除等都是潜在威胁,对血糖的调节也无法真正模仿生理性胰岛素分泌。比如在应激状态下,生理性胰岛素分泌与各类升糖激素存在非常默契的互动关系,在特定时间段常常要为一定程度的血糖升高开绿灯,而胰岛素泵就无法做到这一点,只能机械地压制血糖。因此,外源性胰岛素对 2 型糖尿病的远期效果还有待进行长时间的全面评估,不能盲目乐观。

## 16. 肾糖阈的意义

所谓肾糖阈,是指小便开始出现葡萄糖的血糖浓度。其正常范围在 8.96～10.08 mmol/L(160～180 mg/dL)。肾糖阈的存在具有重要临床意义。第一,肾糖阈是血糖超过人体生理设限的自我保护,是生理认可的血糖上限。理论上讲,也是体内升糖激素的作用上限。这个客观存在的生理设限也是最早的糖尿病诊断标准。最初,人们是根据尿糖结果来诊断糖尿病,血糖检测技术问世后,量化了空腹血糖与餐后血糖的正常范围,进而确定了以血糖为依据的糖尿病国际诊断标准。第二,肾糖阈在血糖调节中发挥重要作用。血糖一旦超过肾糖阈就会从小便排出,以避免血糖过高对机体造成损害，同时大大减轻胰岛β细胞的压力。由于日常生活中经常会出现暴饮暴食等导致血糖大幅波动的因素，肾糖阈作为一种调节杠杆具有无法替代的重要作用。第三，肾糖阈是血糖良性波动与恶性波动的分界线。高血糖对胰岛β细胞的伤害主要是血糖持续超过肾糖阈所致。如同汽车发动机的损坏主要是超速、超负荷造成的一样。血糖低于肾糖阈如同汽车在经济速度运行，对胰岛β细胞的功能不会造成致命伤害。血糖一旦超过肾糖阈的调节能力，就完全依靠胰岛素来压制，快速消耗储存于胰岛组织中的胰岛素储备，而占胰腺总体积只有1%的胰岛组织中，胰岛素的储备量只有200 U，日平均消耗量就高达40 U。因此，长期过度饮食，体重、能量不断叠加，突破肾糖阈的调节能力，血糖在肾糖阈之上泛滥成灾，是摧毁胰岛功能的关键。第四，肾糖阈并非简单的“水坝”，而是受到中枢神经的严格控制。在正常情况下，经由肾小球滤过的原尿在肾小管被重吸收，其中99%的水、全部葡萄糖和氨基酸，部分电解质被重吸收。这种重吸收作用关系到血浆渗透压，酸碱平衡，营养物质的再平衡等重要环节，与整体健康状况息息相关。从理论上讲，经肾脏排泄的所有物质都有各自的肾阈值，像钾、钠、氯、钙、磷酸、碳酸氢盐等元素的血液浓度都保持着严格的比例关系，人体通过肾小管的重吸收来调节它们的浓度，人为提高或降低它们的肾阈值，哪怕只是微小改变都会造成严重后果。第五，肾糖阈可根据身体需要在一定范围内自由调整。例如妊娠期妇女可出现肾性糖尿，即血糖在正常范围时尿中出现葡萄糖。这是机体为了保持内环境稳定将肾糖阈向下调整的结果，妊娠结束后尿糖消失。另外，老年人常常会出现肾糖阈升高，预示肾糖阈存在向上调整的空间。有些人对此迷惑不解，认为肾糖阈意味着血糖升高，血糖升高就对健康不利，糖尿病的诊断标准及糖控标准远低于肾糖阈，因此认为肾糖阈应该越低越好，老年人肾糖阈走高肯定是健康出了问题。实际正相反，所有病理性因素，如肾脏疾病、抗生素过敏、破伤风、药物中毒等导致的肾糖阈改变，都是使其降低，而没有使其升高。进入老年后，胰岛功能减退，糖耐量降低，餐后血糖一过性超出肾糖阈的机会增加，机体保护性地增加肾小管对葡萄糖的重吸收是合理的。更何况人体血糖上升的空间比下降的空间至少高出 10 倍，升糖激素与降糖激素的比例是 5∶1。血糖低于 2.8 mmol/L 会出现低血糖休克，而高至 28 mmol/L (500 mg/dL)时患者可能毫无感觉。现行糖尿病诊断及控制标准都是人为规定的，具有很大不确定性，不能用来左右客观事实。第六，人为改变肾糖阈无助于治疗糖尿病。受到遗传性、生理性肾性糖尿的启发，研究人员希望通过降低肾糖阈来控制血糖。如 2012 年在欧洲上市的糖尿病新药 Forxiga，其前身是从苹果树的树皮中提炼出来的一种成分，这种成分可以降低肾糖阈，这正是研究人员期待的作用。但药物投入临床使用后，暴露出尿路感染、低血压、鹅口疮、血脂改变等严重不良反应，现已被边缘化。可见，肾糖阈与人体各系统之间的相互关系绝非人们想象的那么简单，人为改变肾糖阈难免会遭到机体的报复。

总之，肾糖阈具有非常深奥的内涵，由于科技水平的限制，我们还无法全面认识它的作用。长久以来，医学界一直把肾糖阈看作负面指标，希望通过降低糖控标准来避免血糖接近肾糖阈，但在降低的幅度上存在较大分歧。有学者认为，肾糖阈与正常血糖之间有一个合理区间，降糖不能偏离中线（约为 7.5 mmol/L）。另有学者认为，肾糖阈与正常血糖互不相干，离得越远越好，离得越远越安全，甚至把糖控标准降至 4.4～5.6 mmol/L，对那些无法保持"安全距离"的群体，不惜使用降糖药来打造一条隔离带，希望借此来遏制糖尿病的爆发势头。从目前反馈回来的信息看，此举收效甚微，不仅不能长期营造安全环境，让人们远离糖尿病，反而被频繁出现的低血糖所困扰。因此，糖控标准太低，等于变相降低了肾糖阈，会对整体健康造成慢性损害。笔者认为，人体每一个器官，每一个生理功能都是长期进化的产物，任何试图挑战人体原始设置的努力都会以失败而告终。扁桃体、阑尾、胆囊甚至脾脏，都曾被视为可有可无的器官随便摘除，如今都成为历史教训。反观传统医学，如中医、古印度医学、古埃及医学、古希腊医学等，都是顺应人体生理特征。中医更是本着"有是证，用是药"的原则进行调整，有效规避了过激医疗行为带来的远期伤害，值得我们借鉴。

## 17. 胰岛素与胰高血糖素的关系

胰岛素与胰高血糖素是人体中调节血糖最活跃的一对拮抗激素。简单地讲，胰岛素能够降低血糖，胰高血糖素能够升高血糖。它们都是由胰腺中的胰岛细胞所分泌。胰岛素是由胰岛 β 细胞所分泌，胰高血糖素则是由胰岛 α 细胞所分泌。胰岛 β 细胞约占胰岛总体积的 70%，胰岛 α

细胞约占胰岛总体积的20%,除此之外,胰岛中还有分泌生长抑素的D细胞,约占胰岛细胞总数的6%,它能抑制胰岛素及胰高血糖素的分泌。胰高血糖素的升糖作用极为显著,1 mmol/L胰高血糖素可使$3\times10^6$ mmol/L的葡萄糖迅速从糖原分解出来。但由于胰岛β细胞的数量比α细胞多出3倍,胰岛素的储备分泌能力远高于胰高血糖素。在隔夜空腹状态下胰岛素与胰高血糖素的比值约为2.3∶1。进食后,血糖升高,胰岛素分泌增加,同时带动胰淀素的分泌来抑制胰高血糖素的分泌,使两者比值增大;当血糖低下,机体处于饥饿状态时,胰高血糖素分泌增加,胰岛素分泌减少,两者比值缩小,甚至会降到0.5以下。

胰岛素与胰高血糖素的良性互动是维持血糖稳定的关键环节。胰岛素能促进合成代谢,将吸收入血液的葡萄糖、脂肪酸、氨基酸等转运至血管以外的肝脏、肌肉等组织进行加工处理,使血糖下降。胰高血糖素能够促进分解代谢,将肝脏合成的肝糖原释放入血,并可增加糖异生,从而升高血糖。胰岛素与胰高血糖素对血糖的调节是通过动态平衡状态下,对血糖、血脂、血浆蛋白等综合调整来实现的。胰岛素的降糖作用会受到许多因素的牵制,尤其是高脂肪、高蛋白饮食不仅会瓜分胰岛素的作用,还会造成胰岛素抵抗。从另一个方面看,胰高血糖素提升血糖的目的是为了利用血糖,如果没有胰岛素的参与,血糖升上来也没有用武之地,因为胰岛素依赖靶细胞需要胰岛素开锁,葡萄糖才能进入细胞。两者之间的关系既相互制约,又相辅相成。

研究人员发现,在糖尿病的发生发展过程中胰岛素与胰高血糖素的比例关系发生了明显的变化。首先,在糖尿病的早期,仅有饮食过剩,肥胖阶段,患者就会出现高胰岛素血症,这是胰岛β细胞功能代偿的结果。这一阶段会持续若干年,在胰岛功能失代偿之前,患者还会出现胰岛素与胰高血糖素双高的局面,这是胰岛功能从亢进进入衰退的转折点。追加分泌的胰岛素高峰后移,饮食节奏被打乱,餐前低血糖与餐后高血糖交替出现,使得胰岛素与胰高血糖素双双升高,但升高的幅度不会太大,这是因为"双高"意味着代谢过旺,会受到胰岛D细胞分泌的生长抑素及脂肪组织分泌的瘦素的制约。糖尿病中晚期,这种比例关系会进一步改变,甚至会发生倒置。临床观察发现,胰高血糖素的血液浓度增高时,常常有药物因素存在,尤其是胰岛素用量过大,且效果不佳时。对这一现象的解读有两个方面,一是药物对胰岛β细胞的进一步伤害,使其丧失了大部分功能,形同虚设,完全丧失了对胰高血糖素的制约作用;二是降糖药把血糖降到了足以启动胰高血糖素分泌的门槛。医学界之所以把血糖正常值下限定在3.9 mmol/L(70 mg/dL),是假设包括胰高血糖素在内的升糖激素的分泌门槛都低于这个标准。实际上,这是一个存在争议的标准,很多人在接近这一血糖水平时就会出现不同程度的类低血糖反应。更何况这是隔夜空腹状态的血糖标准,是进餐之前的血糖最低点,不代表日间活动状态下的平均血糖水平。凌晨3点之后能够提升血糖的人体荷尔蒙就开始分泌了,进入白天工作状态后,比较活跃的升糖激素,如胰高血糖素、肾上腺皮质激素,更处于易激惹状态,稍有运动、情绪等刺激就会分泌。因此,日间工作状态下的平均血糖水平应远高于这个标准,根据我们的观察，应该在6.5～8.0 mmol/L。而目前医学界推行的血糖控制标准为4.4～5.6 mmol/L，甚至已经低于骆驼、大鼠等动物的平均血糖水平（骆驼为7.1 mmol/L，大鼠为6.7 mmol/L）。按照一般原理，人类的平均血糖水平应该远高于低等动物。一是因为人是混食生物，而牛、马、羊、骆驼等属于只吃植物的单食动物，如果人类回到只吃粗加工植物的年代，大多数人会出现营养不良，糖尿病也就无影无踪了。二是因为人类大脑比低等动物发达，对能量有额外需求。人类大脑的耗能约占整体耗能的30%，远远高于低等动物的1%。每天流经大脑的血液约为2000 L，是其他器官的20倍。大脑的思维状态即使在睡眠时都不会停止。脑力劳动者的基础血糖水平普遍高于体力劳动者。因此，胰高血糖素分泌的门槛会因人而异，因时而异。现行糖控标准很可能已经进入安全禁区，再加上药物滥用的存在，难免会触及底线，导致外源性胰岛素与内源性胰高血糖素的恶性竞争，患者不断增加药量，效果却原地不动。不仅浪费了资源，更带来医源性伤害，后果非常严重。反观那些拒绝药物治疗，完全依赖生活方式调整的2型糖尿病患者，不刻意追求血糖达标，只在意体重达标，量出为入，故能避免胰岛β细胞功能被药物破坏，始终保持胰岛素与胰高血糖素之间的良性互动关系，故很少出现胰高血糖素在高血糖状态下逆势升高的怪象。

## 18. 为什么说糖尿病是吃出来的病

古人云“民以食为天”。吃是人生最大享受，在“六欲”中占第一位，贪迷美食是人的天性。有人说糖尿病是吃出来的病，这话很有道理，因为糖尿病患者大多伴有超重、肥胖。其实中医文献中早就有大量关于膏粱厚味导致糖尿病的记载，糖尿病与吃有关早已是不争的事实，问题在于为什么会出现越吃越多，饮食失控？人体不是存在饮食控制中枢吗？通常，食物摄入量受到下丘脑的食控中枢控制。当胃肠排空，人体需要能量时，摄食中枢兴奋，产生饥饿感；当进食量达到人体的需要时，饥饿感消失，饱食感出现。饱食感是由胃肠道膨胀的牵拉反射，脂肪细胞分泌的瘦素及肠道分泌的胰高血糖素样肽-1 等一系列连锁反应刺激下丘脑的饱食中枢所产生。其中胃壁的牵拉反射最为敏感，胃的过度充盈会导致食物反流、恶心呕吐、嗳气吞酸等症状，被迫终止进食。但由于过度进食会把胃的体积逐渐撑大，牵拉反射的阈值逐渐上调，故会出现越吃越多。由于这一过程是在隐匿中进行，患者常常感觉不出来，不认为自己的饮食习惯已经发生问题，尽管已经出现超重、双下巴、啤酒肚，仍然习以为常，一日三餐，来者不拒，没有食欲，就用调味品制造食欲，始终保持供过于求的局面。本来人类就是世界上为数不多的混食生物，摄入过多的淀粉类会直接升高血糖；高脂肪、高蛋白饮食会通过胰岛素抵抗、竞争抑制等途径间接升高血糖。这种食物链本身就决定了人类潜在的糖尿病易发倾向。再加上食品加工技术的革命，如碾磨机、榨油机的发明及食物发酵技术的应用，食物变得更加精细，更加可口，更加易于消化吸收，使每餐摄入的热量更多，如果再存在过度进食，无疑会对分泌胰岛素的胰岛 β 细胞产生巨大压力，最终导致其功能衰竭，成为 2 型糖尿病。

从人类文明的发展趋势来看,过度进食已成为社会问题。在经济发达的国家和地区,肥胖人数逐年增加,出现肥胖的年龄越来越小。仅仅50年前人们还在与营养不良作斗争,而今天人们却要与营养过剩作斗争。人类正处在一个饮食文化日新月异的年代,饮食结构已经到了完美无缺的地步,美食家们还在挖空心思地挑战味蕾,每天都有新产品出现,永无止境。饮食的概念已不仅仅是提供能量,更多的是一种享受和欲望的满足,像吸毒、抽烟、穿戴奢侈品一样具有成瘾性,使人们无法抗拒。就连狗、猫等宠物也难以幸免,体型变胖,患糖尿病者增加。如果给小鼠喂食特制的高脂肪饮食,它可以不停地吃,直到走不动为止。只要放开吃,它们可以迅速患上糖尿病,如果停止喂食特殊饮食,它们又都是正常老鼠。人类也一样,一旦进入美食天堂,就会饮食无度,无法自拔,沦落为糖尿病,一旦管住嘴,又能远离糖尿病,与正常人无异,是饮食环境把正常人与糖尿病患者之间的距离拉近了,而不是疾病本身。因此,很多人担心这样下去人类将毁于美食。肥胖造成了体力、智力、抵抗力、竞争力的全面下降,糖尿病、心脏病、癌症等大量出现,尤其是2型糖尿病已经出现失控的局面,这是人类面对的前所未有的挑战,单靠食控中枢的自动调整已无法控制美食的慢性渗透,必须增强人类的行为认知能力,进行人为约束,用理智来抗拒美食,才能挽救人类。有些患者管不住嘴,试图依靠降糖药来达到两全其美,其实是徒劳的,因为降糖不等于降低体重,还有增加体重的作用,不仅无助于控制饮食,还会姑息饮食过剩,掩盖饮食控制点。体重的恢复只能靠控制饮食,只有体重恢复正常，血糖才会真正恢复正常。一般而言，只有 1 型糖尿病患者、手术切除胰腺的人及长期使用降糖药出现继发性失效的患者才会在饮食、体重都控制良好的情况下血糖继续升高。

## 19. 为什么糖尿病也被称为“糖脂病”

科学研究发现，高脂肪、高蛋白饮食是导致肥胖的主要原因，而肥胖又与糖尿病关系密切，因此，高脂肪、高蛋白饮食被认为与糖尿病有某种内在联系。但从表面上看，这类食物与淀粉类不同，含糖量甚微，进入人体后不会直接提升血糖，甚至有学者认为只吃肉，不吃面，糖尿病就会好。那么，高脂肪、高蛋白饮食到底与糖尿病有没有关系呢？近年来，医学界对此做了大量研究工作，取得了许多研究成果，有效证明了高脂肪、高蛋白饮食在糖尿病发生发展过程中的重要作用。

首先，高脂肪、高蛋白饮食可以导致血脂升高。高脂血症是医学界公认的健康杀手，糖尿病也在它的影响范围之内。血脂包括三酰甘油、胆固醇、磷脂等，是一类不溶于水的小分子有机化合物，进入血液后，需要靠与脂蛋白结合来运输。三酰甘油与胆固醇可协同提高血浆乳糜浊度，增加血液黏稠度，降低毛细血管内血液的运行速度，使组织缺氧，酸性代谢产物增加，从而降低胰岛素的活性。血液 pH 值每降低 0.1，胰岛素的活性就会降低 30%。血浆总胆固醇的正常血浆浓度为 2.86～5.98 mmol/L，与空腹血糖正常值相近。脂类与糖类在同一浓度时，对血液循环的阻力是截然不同的，前者远大于后者。人体有五大升糖激素，却没有一种激素是专门用来提升血脂的，尽管它们也是人体所必需的营养物质，但其需要量毕竟有限。第二，高脂肪、高蛋白饮食可与葡萄糖竞争性增加对胰岛素的需求。脂肪及蛋白质的合成代谢都需要胰岛素的参与。另外，脂肪与葡萄糖都是人体的能源物质，既相互竞争，又相互补充。没有葡萄糖的参与，脂肪代谢无法启动。脂肪产热量是葡萄糖的两倍半，又是耐力运动及保持体温的主要能量来源，与葡萄糖存在氧化竞争，使其利用减少。第三，脂类易进难出，极易在体内沉积。脂类一旦进入胃肠道几乎全部被吸收，血脂不同于血糖，不能从尿中原型排出，一旦超过人体的利用和储存能力无法轻易排出体外，必须经过复杂的分解代谢过程层层氧化，最终变为二氧化碳和水，或转化成其他代谢终产物的形式才能排出体外，其中任何环节出现问题都会导致代谢产物长期滞留体内，对人体造成伤害。其中低密度脂蛋白胆固醇极易沉积在血管壁的基底层，造成血管内皮损伤。游离脂肪酸在血液中大量滞留可产生脂毒性，加重胰岛素抵抗，并可随血液在非脂肪组织中沉积，造成对该组织的损害。如果沉积在肝脏、肌肉中，则可妨碍胰岛素介导的肝糖原输出及骨骼肌对糖的利用；如果沉积在胰岛组织中，则可干扰胰岛素的合成与分泌。第四，血脂浓度也会像血糖一样随饮食上下波动。正常人大约在餐后 3 小时血脂达到高峰，远超葡萄糖所需时间。中老年人及脑力劳动者的餐后血脂高峰甚至可延迟到 5 小时。2 型糖尿病患者大多存在血脂清除延迟，有的甚至可超过 8 小时。

由此可见，高脂肪、高蛋白饮食会从多方面危害人体健康。体内的糖类，无论是血糖，还是糖原，都是以液态形式存在，需要储存在容器内，如肝细胞、肌细胞，一旦储存空间饱和，极易留滞血液中，造成血糖升高而被发现。而脂肪在体内以固态形式存在，可以无限量地储存在腹部、臀部及全身各处，其危害隐秘而持久，不易被发现，其危险性远远被低估。因此，贪迷大鱼大肉实际上是在开启一扇通往糖尿病的大门。早在2000多年前，中医就指出，嗜食膏粱厚味可导致消渴、瘰疬结核、痰饮、瘀血等症，并强调“不节饮食，纵有金丹也不可治”。

总之，“脂代谢紊乱-胰岛素抵抗-2型糖尿病”是国际公认的2型糖尿病基本病理模式。2001年美国糖尿病年会上，有专家甚至建议将糖尿病称为“糖脂病”，凸显脂类代谢障碍在糖尿病发生中的关键作用。血脂改变是血糖改变的前期铺垫，肉类饮食的特殊香气是造成过度进食的元凶，而肉类与谷类合吃又是提升血糖的最强组合。只吃肉，不吃面可以避免餐后血糖骤升，但对糖尿病无意义，人体无法承受长期缺乏糖类。我们知道，肝、胰与糖代谢的关系最密切，治疗肝炎、胰腺炎最重要的是低脂饮食，而不是低糖饮食，肝炎甚至用葡萄糖保肝。因此，为了控制血糖，有限度地减少糖类的摄入是合理的，而不能鼠目寸光，一概拒绝面食，大量增加肉类饮食，防堵一扇门而开启另一扇门。

## 20. 糖尿病与感染

糖尿病患者一旦不小心把脚碰破了，皮肤抓破了，就很容易出现感染，甚至会一发不可收拾，出现蜂窝组织炎、坏疽等。容易感染是糖尿病的一大特点，也是糖尿病的第三大致死原因。不明原因的病情恶化应首先考虑感染的可能性。糖尿病患者出现感染的概率比正常人高60%，高血糖是感染易发的根源。首先，高血糖环境抑制了白细胞、淋巴细胞、免疫球蛋白、补体、抗体等的游走吞噬功能。高血糖可导致血液黏稠，血流缓慢，组织供氧减少，白细胞有氧呼吸不足，驱动力不足，黏附能力减弱。其次，高血糖环境是病原微生物生长繁殖的温床。葡萄糖不仅是人体的营养，也是细菌的营养。肺炎双球菌、链球菌、金葡菌、大肠杆菌、变形杆菌、念珠菌、厌氧菌、真菌、牙龈卟啉单胞菌、螺旋体等在高浓度的葡萄糖组织中极易生长。因此，呼吸系统、泌尿系统、胆道、皮肤感染，牙周病等在糖尿病患者中极为常见。但某些内源性感染与高血糖的关系并不明显，肝炎患者甚至要使用葡萄糖保肝。近年研究发现，脂肪组织可以分泌大量炎性因子，如白介素-6、C-反应蛋白、肿瘤坏死因子等，造成局部组织的慢性炎症改变；糖尿病患者的胰岛组织中也发现炎细胞浸润。有报道指出，正常人群中慢性胰腺炎在悄悄增加，其中半数日后可发展为糖尿病。可见，糖尿病与感染有着广泛的联系，抗感染治疗有望成为糖尿病防治的新靶点。

血浆葡萄糖达到何种浓度机体会出现易感倾向一直是医学界关注的焦点。一般认为感染出现的概率与血糖升高的程度呈正相关。有报道指出，血糖大于等于13.9 mmol/L(250 mg/dL)有统计学感染风险。根据笔者的观察，对血糖升高最敏感的牙周感染也只是在血糖超过肾糖阈(8.9 mmol/L)时明显增加。目前尚无具有统计学意义的临床证据证明血糖在肾糖阈以下机体有任何易感倾向。那种认为血糖越低感染发生的概率就越小的观点是缺乏根据的。首先，具有低血糖倾向的人常常与低血压、贫血、粒细胞减少合并出现，这类人群的免疫力低下，极易出现感冒及呼吸道感染。第二，在感染等应激状态下机体的反应是提高血糖，而不是降低血糖，说明血糖低下不利于机体抗感染。第三，对比野生动物，骆驼的平均血糖是7.1 mmol/L，已经到了人类确诊糖尿病的水平，既无伤口愈合迟缓，也没有易感倾向，也不支持血糖越低感染越少的理论。因此，易感倾向的出现是血糖超过或低于某一特定区间的产物，这个区间目前还没有定论，还有待科学论证，但绝不能简单地认为超过血糖正常值，或超过现行糖尿病诊断标准就会导致感染，伤口不愈合。根据我们多年的观察，对大多数人来说血糖在6～8 mmol/L时，人体抵抗力最强，身体状态最佳。

## 21. 代谢综合征与糖尿病

简单地讲，代谢综合征是指由代谢亢盛引起的，多种代谢成分异常导致的代谢紊乱综合征。临床医生早就发现肥胖、高血压、脂代谢紊乱、糖尿病常常会在同一个体中出现，在相当长的时间里，医学界对此找不到合理的解释，称其为“X综合征”。1988年，Reaven首先提出“胰岛素抵抗综合征”的概念，认为胰岛素抵抗是其发生的基础。随着医学研究的深入，更多与之相互关联的临床症状相继被发现。1997年，Zimmet等主张将其命名为“代谢综合征”。然而，长期以来权威医学机构对代谢综合征的解读及认定标准存在很大差异,直到 2005 年,国际糖尿病联盟综合各方意见及多学科研究成果,颁布了第一个全球统一的代谢综合征的认定标准,即:(1)中心性肥胖(男性腰围大于等于 94 cm,女性腰围大于等于 80 cm);(2)合并以下四项指标中任意两项:①三酰甘油大于等于 150 mg/dL(1.7 mmol/L),或已接受相应治疗;②高密度脂蛋白胆固醇降低,男性小于 40 mg/dL(1.03 mmol/L),女性小于 50 mg/dL(1.29 mmol/L),或已接受相应治疗;③血压升高,收缩压大于等于 130 mmHg 或舒张压大于等于 85 mmHg,或已接受治疗或此前已诊断为高血压;④空腹血糖升高,FPG 大于等于 100 mg/dL(5.6 mmol/L),或已接受相应治疗或此前已诊断为糖尿病。

虽然有了国际统一的认定标准,但争议并没有就此结束。代谢综合征的家族成员不断壮大,已经从“死亡四重奏”发展到“死亡八重奏”“死亡十重奏”,并还在不断增加。继高血黏度、高尿酸血症、脂肪肝、高胰岛素血症之后,又有痛风、微蛋白尿、胆石症、血浆纤溶酶原激活物抑制物等被纳入。权威机构绞尽脑汁确定的量化标准在众多不确定因素存在的前提下变得缺乏临床实用价值,代谢综合征更多的是作为一种病理模式存在,代表着饮食失控所引发的以肥胖为中心的连锁病理反应,其核心价值就是展现出生物体在代谢失衡状态下的整体相关性。

新陈代谢本是生命活动的基本形式,需要能量作为支撑,但能量摄入超过人体的利用能力就会造成损害。人体有一个基础代谢率,是指安静状态下(通常为静卧状态)消耗的最低热量。过度饮食、妊娠、运动、肥胖都会增加基础代谢率；节食、素食、休息、冬眠、年龄增加都会降低基础代谢率。基础代谢率高，血糖消耗就多；基础代谢率低，血糖消耗就少。许多长寿动物的基础代谢率都很低，如海龟、北美大龙虾等。素食被认为有助于减缓衰老，消除自由基。冬眠更是把基础代谢率降到极限。当气候逐渐变冷，食物缺乏的时候，许多动物就会进入冬眠，靠减少机体消耗来度过冬天。这一过程要持续 3～6 个月，凸显了动物利用能量的超常潜力，与人类一日三餐相比形成巨大反差。反观基础代谢率增强，在有限的时间与强度范围内是激情与活力的体现，持续超过正常范围则会造成上述各种伤害。因此，并非吃得越多越健康，吃得越好越长寿。过度进食在需要大量体力活动的年代还无所谓，但在活动量日益减少的今天，无疑会造成基础代谢率超限，成为 2 型糖尿病的温床。

代谢综合征被认为是糖尿病的前奏曲，在血糖没有任何改变的时候，代谢亢盛就已开始出现。像体重增加，口渴，午后潮热，汗多，心率增加，血压、血脂升高等。中医称之为“肺胃热盛”“肝胃郁热”“阴虚火旺”等，民间称之为“上火”。在这些症状的背后已经隐藏着胰岛素抵抗，胰岛β细胞疲劳、部分去敏感化，糖耐量受损、减低等 2 型糖尿病的前期改变。进入糖尿病后，血糖持续升高又成为其他症状出现的导火索，引发更大范围的代谢障碍。因此，避免代谢过旺是预防 2 型糖尿病的重要环节，而避免代谢过旺必须从控制饮食入手，药物只能降糖，不能降低代谢率，只是帮助人体快速处理吸收进入血液的营养物质，且药物降糖只是在打击代谢综合征链条中的一个目标，而控制饮食则是在堵截洪水的源头，其效果是截然不同的。

## 22. 药物抗高血糖是以损伤胰岛β细胞为代价的

张锡明等在其所著的《糖尿病》一书中提出：药物抗高血糖是以损伤β细胞为代价的。它像一颗震撼弹，惊醒了那些指望降糖药拯救胰岛功能的人们。这一大胆的论断不是空穴来风，是研究人员经过多年的临床观察得出的结论。其中最具权威性的是UKPDS(英国糖尿病前瞻性研究)对使用胰岛素及口服降糖药超过10年的糖尿病患者的随访调查。他们发现各治疗组都存在胰岛β细胞功能减弱及血糖指标恶化的现象，并观察到抗高血糖药物早期可以改善血糖，但随着时间的延长会逐渐失效，从而得出上述结论。

使用降糖药的患者常常会发现，如果因故漏服，血糖往往会出现报复性反弹，比用药之前升得更高。这正是降糖药对胰岛β细胞的损害造成的。长期以来，医学界把这种损害看作是2型糖尿病自然演变的结果，认为2型糖尿病一经确诊，胰岛β细胞会进行性凋亡，不可逆转，必须尽早使用降糖药来保护胰岛功能，才能减缓胰岛β细胞凋亡。但后来进行的大量相关研究始终找不到β细胞凋亡的证据，而是发现不工作的胰岛β细胞只是处在休眠状态。这种休眠状态可以被不同作用途径的降糖药所诱发。比如，长期外源性胰岛素替代会造成胰岛β细胞失用性萎缩来启动这一程序；胰岛素促泌剂被认为具有鞭打病牛的弊端，早就备受诟病，对胰岛β细胞的伤害最大；胰岛素增敏剂虽能增加外周组织对胰岛素的敏感性，避免直接刺激胰岛β细胞，但过度增敏必然会导致失敏，如同天天吃麻辣烫来增加口感，很快就对其他食物吃不出味来了，临床应用证明，此类药物导致的血糖报复性反弹一点都不比胰岛素促泌剂逊色。葡萄糖肝酶抑制剂虽可减缓肠道对葡萄糖的吸收，但作用强度有限，不能作为一线药物，要与其他药物合用，并存在严重肠胀气等不良反应，降低肠-胰岛素轴系统的工作效率。可见，无论作用途径如何，依靠药物降糖都不能避免对胰岛β细胞功能的不良影响，且药物治疗糖尿病，不是针对病因，而只是缓解症状，必须终生服药，对胰岛β细胞的损害将会持续存在。然而，这种损害还不包括在降糖药的常见不良反应之内。

## 23. 合成降糖药的常见不良反应

降糖药就像一把双刃剑，既有降糖的正面作用，又有对身体不利的不良反应，如果你的身体强壮到足以抵消这些不良反应，它就会助你一臂之力；如果你的肝肾功能不够强大，或药物剂量太大，无法抵消这些不良反应，它就会变成毒药。大部分人在刚开始用药阶段，正面作用远远大于不良反应，但随着时间的推移，正面作用因为抗药性及继发性失效逐渐减少，而不良反应会因为药物的蓄积作用而逐渐增多。降糖药除了低血糖、继发性失效这些共有的不良反应外，还有各自的特点，现将临床常用降糖药的不良反应列举如下：

(1)双胍类降糖药。①这类药物对胃肠道有刺激作用，不能空腹使用。很多患者使用一段时间后，因胃肠道症状去医院就诊。肝肾功能异常、肺心病、肺气肿、心衰者不推荐使用此药。进行手术或X线造影检查前应停用此药。在造影检查48小时后，应检查肾功能，如功能正常，可恢复使用二甲双胍。②服用二甲双胍期间禁止饮酒，因乙醇伤肝。③妊娠期、哺乳期及计划怀孕妇女应避免使用双胍类药物，因二甲双胍能通过乳汁分泌。

(2)磺脲类降糖药。①白细胞减少，骨髓抑制。抵抗力降低，感冒，口腔感染，牙周炎。②溶血性贫血，面黄乏力。③磺胺类抗生素能增加磺脲类降糖药的降糖效果，合用会增加低血糖的风险。④孕妇及哺乳期妇女禁用。⑤体重增加，皮疹，过敏反应。

(3)α-糖苷酶抑制剂。α-糖苷酶抑制剂可引起腹胀、腹泻。有腹部手术史或肠梗阻患者，慢性结肠炎患者应慎用。青少年、孕妇、哺乳期妇女禁用。

(4)胰岛素增敏剂。噻唑烷二酮类都属胰岛素增敏剂。此类药物需服用数周后才能见效，可引起水钠潴留，导致颜面及下肢水肿，尤其是服用剂量较大时，或与胰岛素合用时更明显。心肾功能不全者忌用。妊娠及哺乳期妇女忌用。有报道指出，此类药物有潜在肝功能损害。自1997年上市以来，已收到90例与曲格列酮相关的肝衰竭及63例死亡报道。

# 第二章
# 生活方式调整的四大措施

## 1. 饮食疗法

饮食疗法是生活方式调整最重要的组成部分，是其他疗法发挥作用的前提。有效的饮食疗法本身就可以控制糖尿病，使患者摆脱对药物的依赖。目前临床上存在严重的降糖药滥用的现象，一个重要的原因就是患者缺乏对饮食疗法的了解。把一些应该用饮食疗法调理的病情，统统采用药物治疗，使病情复杂化，血糖更加顽固难控，为日后病情恶化埋下祸根。因此，饮食疗法的重要性是无法取代的。为了控制饮食，美国人尝试过饥饿疗法，日本人尝试过不吃主食，德国人尝试过低脂饮食，中国人尝试过素食疗法，但大都是昙花一现，不了了之。急功近利，走极端，无法长期坚持是失败的根源。成功的饮食控制必须有科学合理的饮食结构和坚韧不拔的毅力做后盾。

(1)糖尿病患者的饮食结构。关于糖尿病患者的饮食结构，最新潮的观点有两种，一种认为“不吃主食血糖就不会升高”，另一种认为“不吃动物脂肪血糖就不会升高”。两种观点都有充分的临床证据，哪一种观点正确呢？其实两种观点都没有错误，关键在于两种食物不混吃。我们知道动物有食草动物与食肉动物之分，牛、马、羊、兔都是食草动物,而狮、虎、豹、狼等是食肉动物。人类属杂食生物,可以同时摄入植物与动物两大类食物。人类发展的早期主要是靠打猎为生,小麦、大米、大麦、玉米、大豆等谷物对人类来说,不过是难以下口的粗颗粒,不可能成为主食。如今,阿拉斯加的爱斯基摩人和生活在日本的绳文人后裔,都始终保持着不吃谷物的习惯,他们不仅极少患糖尿病,心脑血管疾病的发病率也只有5%,是世界最低。食物的研磨、精加工、热处理及谷物发酵技术问世以后,小麦变成了可口的面包,大米变成香喷喷的米饭,淀粉水解成更易吸收的葡萄糖。自然状态下不可能混食的东西,人类却通过一系列复杂的加工过程让两者同时被人体所接受,且口感更佳,更能激发食欲。人类的饮食结构因此发生了重大改变。谷物是植物的种子,是植物的精华部分,携带了植物所有的遗传信息,一般具有较强的升糖作用。人类猎食动物的历史超过几百万年,而真正开始食用精加工的谷物不过千年,其中大部分时间又是在饥荒与战乱中度过,将谷物作为主食更不过区区几百年,胰岛处理大量葡萄糖的能力还处在适应不全阶段,整个胰岛组织的体积只占胰腺总体积的1%。这一比例关系显然不能满足日益增加的对胰岛素的需求。机体在高血糖状态下出现的伤口不愈合、感染、坏疽等现象,在高血脂状态下就不会出现。骆驼凭借在沙漠艰苦环境下进化出的重链抗体、高血钠、高乳铁蛋白、环氧二十碳三烯酸,能在平均血糖7.1 mmol/L状态下保持超强免疫力,无任何感染发生及伤口不愈合,正是它长期保持原始食物链决定的。从另一个方面讲,肉类与谷物都要依靠肝脏代谢,两者在储存、运输空间、利用等方面会产生竞争，导致肝糖原储备减少，血液黏度增加，能源供应过剩，并同时造成胰岛素需求增加及胰岛素抵抗。人类如果效仿单食动物，只吃其中的一类食物，结果就大不一样。高脂肪饮食即使产生了胰岛素抵抗，但由于没有淀粉类食物的参与，对胰岛素的需求少，不致短缺；淀粉类饮食虽可引起胰岛素需求增加，但没有胰岛素抵抗的存在，也不致造成胰岛素不足。在糖尿病发病率不断创新高的今天，无论是食草动物还是食肉动物都能远离糖尿病的威胁，就是因为它们始终保持着自己的饮食传统，从不混吃。斗牛之乡的养牛人强行给牛喂食鸡蛋，虽然牛的竞争力增加，但脾气变得暴躁，过后仍然本能地排斥高脂肪高蛋白饮食。可见，人类的食物链决定了糖尿病的易发倾向。

(2)荤素搭配。荤素搭配是饮食疗法中的一个重要原则。我们做过一个试验，对同一个人，吃肉食＋谷物与肉食＋谷物＋蔬菜进行餐后血糖的比较，发现后者比前者平均低 0.7 mmol/L。在日常生活中人们常常发现，如果只吃煎炸腥臊，缺少蔬菜，会出现口干舌燥、口腔溃疡、牙龈渗血、尿黄便干等“上火”症状。这是缺乏维生素所致，蔬菜富含各种维生素，维生素是新陈代谢过程中不可缺少的小分子有机化合物。维生素不能自身合成，只能靠外界提供，在维持内环境稳定的同时，不增加热量，不参与结构组成，也不能储存，必须天天从饮食中补充。研究资料表明，人在一生中所摄入的蔬菜总量要超过粮食和肉类的一倍。维生素 C 是各种蔬菜中含量最大，也是最重要的维生素。很多人都知道它具有抗氧化作用，可防止自由基的产生，对抗衰老。但它还能促进脂肪代谢，加速脂肪燃烧，所以又被称作“瘦身激素”。越新鲜的蔬菜维生素含量越高，烹调时间越长维生素破坏越多。各种维生素对新陈代谢都有不可替代的作用，不仅要保证蔬菜的量，也要不断变换蔬菜种类。许多2型糖尿病患者都存在蔬菜摄入不足的现象，偏爱肉类饮食，体重长期得不到改善。一般而言，“一口肉，两口菜”才是合理搭配。

(3)饭吃八成饱。古人云“饭吃八成饱，活到九十九”。吃饭总是欠一口，在饱足感出现之前及时停止，是古人保持健康的法宝。饱足感与实际需要之间存在一个时间差，稍不留意就会过量。在日常生活中我们常常会发现，一旦发现好吃的东西就会天天吃，直到吃够为止。人类具有比低等动物强烈得多的“尽兴”倾向，吃要吃到酒足饭饱，玩要玩到精疲力尽。野生动物很少出现吃得过饱而消化不良，玩得过火而精疲力竭，似乎比人类更懂得自律。一旦变成家养动物后也会变得好吃懒做，肥胖多病。在这个充满各种美食诱惑的世界里，如果不限制饮食，放开胃口去吃，再健康的胰岛也会崩溃。食欲是没有底线的，胃可以越撑越大，身体可以越来越胖。但胰岛的体积是固定的，功率是有限的。人体在发育成熟之后胰腺中胰岛细胞的数量就已经稳定，一旦超出极限就会代偿失调。如今，我们虽已对肥胖司空见惯，但我们很难意识到是多少年过剩能量的积累及胰岛素的额外分泌才造就了这种肥胖。每一个挺着大肚腩的人，一年之中可比正常人多吃150千克粮食，这些额外的负担必然对胰岛β细胞造成巨大压力，使其过早进入衰退。如同汽车天天超载，发动机的寿命必然会缩短。美国威斯康星大学的动物实验证明,吃得少更有益健康。研究小组在20年间饲养了80只遗传基因近似人类的恒河猴,提供给它们不同的食物量,结果发现只吃“八分饱”的恒河猴比“吃到饱”的恒河猴长寿许多。那些“吃到饱”的恒河猴,脸部皱纹多,肌肉松弛,毛发稀疏,动作迟钝;而只吃“八分饱”的恒河猴,不但气色好,皱纹少,毛发浓密,动作敏捷,而且双眼也有神。试验结束时,那群“吃到饱”的恒河猴死了14只,有5只得了糖尿病,8只得了癌症,4只得了心脏病;而吃“八分饱”的恒河猴只有5只死亡,4只得了癌症,4只得了心脏病,没有恒河猴得糖尿病。足见饭吃“八成饱”能够活化长寿基因,预防糖尿病。在衣食无忧的日子里,人们无法做到“饭吃八成饱”主要有两个原因:一是缺乏医学常识,恪守陈旧观念,认为“人是铁,饭是钢”,吃得越多越健康,补得越猛抵抗力越强,一旦有点亏欠就下意识地感到神疲乏力;二是缺乏毅力,明知过度饮食有害,却无法抵抗美食的诱惑。这些人只有在客观条件受到限制,必须定时定量用餐时才能做到“饭吃八成饱”,如住院治疗、部队生活、学生生活、监狱生活等。许多从监狱出来的糖尿病患者,不仅血糖恢复正常,高血压、高血脂也不治自愈。因此增强大众的行为认知能力是贯彻“饭吃八成饱”的关键。

“饭吃八成饱”在2型糖尿病饮食治疗中占有重要地位。对“饭吃八成饱”不能机械地理解,在具体应用时应当灵活掌握,根据体重、血糖的状况灵活调整控制饮食的力度。比如,在刚刚确诊糖尿病时,调整力度可以适当加大,甚至可以控制在七成饱,尽快终止多余能量输入。找到身体最佳平衡点后，以此作为支撑点，再放慢节奏。“饭吃八成饱”是饮食疗法的重点，也是难点，许多2型糖尿病患者很多年都无法真正做到。如果在这个过程完成之前就采用药物治疗，会掩盖这个平衡点，使控制饮食一下子失去了客观指标，患者搞不清该吃多少，因为吃得再多也会被降糖药搞定，随之对控制饮食的依赖变成对药物的依赖，使饮食过剩“合法化”。有人说战胜2型糖尿病是一种修炼，当你对“饭吃八成饱”能泰然处之的时候，你的修炼就到家了。

(4)慎吃晚餐。晚餐有“鬼食”之称，古人也有“过午不食”之说。古人一天只吃两餐，到了近代社会才有一日三餐的习惯。主要是因为电灯的发明，夜生活时间延长，很多社会活动都会在晚上进行，工人有了夜班，学生有了夜校，教师在夜间备课等等，现在的生活节奏与古代已经不能同日而语，人们需要晚餐或夜宵来补充能量的消耗，这是无可非议的。然而，19世纪工业革命发生之后，逐渐以机械化取代人工，能量消耗大幅减少，加之饮食质量提高，很多轻体力劳动者已经出现能量过剩，却仍然保持着一日三餐的习惯，或纯粹把晚餐作为一种消遣，就明显存在供过于求的问题。晚餐与早午餐不同，晚餐时已临近睡眠，睡眠状态下，体力及脑力活动都已降到最低点，对能量的需求大幅减少，吃进的食物绝大部分会以脂肪、糖原等形式存储。因此，晚餐比早、午餐更易使人发胖。夜间本应是机体自我调整、自我修复的时间，胰岛β细胞在经过一天的紧张工作后，主要靠夜间进行休息调整，晚餐摄入过多造成胰岛β细胞昼夜不停工作，导致包括心脏在内的多系统的疲劳应对。我们知道人与动物不同，只有睡眠，没有冬眠，野生动物在冬眠时不吃不喝度过冬天，使各个组织器官得到充分的休息。我们发现，晚餐吃得越晚，隔夜空腹血糖越高，人的精神面貌也越差。因此，对晚餐的危害必须引起足够重视，除非工作需要外，尽量避免晚餐，如果无法做到这一点，也应尽量减少晚餐的用量，提前晚餐的时间，避免晚上 8 点后进餐。现在，很多年轻女孩为了保持苗条身材和美丽容貌不吃晚餐，而代之以水果是很聪明的做法。2 型糖尿病患者如能杜绝晚餐，隔夜空腹血糖会大大降低，空腹血糖降低则有助于餐后血糖及糖化血红蛋白降低，仅此一项调整就可能逆转 2 型糖尿病。

(5)细嚼慢咽。研究发现，咀嚼减少会让人吃下更多的食物，使患 2 型糖尿病的风险翻倍。咀嚼是食物进入人体进行消化的第一步，也是最重要的一步。咀嚼是把食物粉碎成乳糜状送入胃中进一步消化。一般而言，咀嚼得越细，用餐的时间就越长；咀嚼得越少，用餐的时间越短。按一餐摄入 500 g 计算，细嚼慢咽一般需要 20～30 分钟吃完，而暴饮暴食者只需 5 分钟就能搞定，后者导致饮食还没有充分与消化液混合就被挤压进入小肠。而饮食与消化液充分混合后，会发生多种酶促反应，使体积变大，引发饱食感。缺乏饱食感必然会比平时多吃 50～100 g。多吃的部分进入小肠后经过延迟吸收，整体吸收率会远远超过只进食 500 g 者，而葡萄糖与脂肪酸是最容易被吸收的营养成分，吸收率几乎是 100%。细嚼慢咽不仅可以避免过食，还能充分刺激肠-胰岛素轴系统促进胰岛素分泌，由于这种刺激在口腔咀嚼时就存在了，故能提前刺激胰岛素分泌，不至于导致餐后血糖飙升，这对糖耐量降低的2型糖尿病患者非常重要。另外，唾液还有杀菌的作用，充分咀嚼可防止病从口入。可见，咀嚼过程对人体具有非常重要的作用。调查发现，2型糖尿病患者普遍存在咀嚼不充分的现象。部分原因是年老牙齿脱落，但大多数人是属于不良生活习惯所致，一旦碰到美味佳肴，就会狼吞虎咽。人类只有一个胃，不同于反刍动物有四个胃室，可以把食物吐回口腔重新咀嚼，因此，细嚼慢咽对人体就变得更加可贵。食物松软可口不能省略咀嚼过程，食物越嚼越香，会促进消化液分泌，带动胰岛素分泌。

(6)合理饮水。人体70%是由水组成的，从某种意义上讲，人体是浸泡在水里。水是由$H_2O$分子组成，具有流动性、纯洁性，是万物的溶媒及载体，能运送人体营养物质，排泄废物，调节体温，促进细胞的新陈代谢。水是人体六大营养物质之一，人体每天需水1500～2000 mL，缺水3天就会危及生命。

水有软水、硬水之分。雨水、雪水、江河湖水都是软水，地下水、泉水、海水都是硬水。食用软水的地区，糖尿病发病率明显增高。一般认为水中钙、镁离子的浓度低于8度的为软水，高于17度的为硬水(1度相当于每升水中含有10 mg氧化钙)。镁是人体内300多种酶的重要组成部分，是人体内继钾、钠、钙后含量居第四位的金属元素，是细胞内仅次于钾的阳离子，在保持胰岛素活性及稳定血糖中起着重要作用。大量研究显示，1型、2型糖尿病均与低血镁有关。钙则是在碳、氢、氧、氮之后人体内排名第五的无机元素，每天需要量在1200 mg。已知钙与200多种酶的活性有关，缺钙可出现骨质疏松、抽筋等糖尿病常见的症状。因此，糖尿病患者应避免饮用软水。而中国人自古有饮用开水的习惯，按常理水烧开后钙、镁等矿物质会发生沉淀而丢失，等同于喝软水，但两者有本质的区别。由于煮沸的水杀死了细菌病毒，沉淀了各种杂质，蒸发了余氯，并能热饮，使水质更安全，更纯净解渴，更适合冬季饮用，对消化机能虚弱的老年人尤其重要，虽然有矿物质的损失，但对营养成分多元化的人类而言，并不构成威胁，利大于弊，故能在经历了几千年的历史沉淀后仍为现代人所喜用。

糖尿病患者需要通过排尿把多余的葡萄糖排出体外，所以不能限制饮水，但并非饮水越多越好。近年来，不少人片面强调多喝水的好处，希望借此来促进新陈代谢，建议饮水量每天不少于 2500 mL。实际上，人体对水的额外需要是与过度饮食相适应的。比如人工灌食喂养的鸡、鸭、猪等，一旦体重超过一半，饮水量会猛增，一旦停止灌食，饮水量会立刻恢复正常。现代人对水的补充已到了疯狂的地步，各种饮料应有尽有，与人形影不离，这正是存在饮食过剩因素的表现。人体在控制饮食的情况下，对水的需要会减少，就无需额外多饮。没有明显渴感仍过量饮水则是有害的，会引起痞满、腹胀、消化不良等“水中毒”的症状。而生活在人类周围的各种野生动物没有一个像人类一样善饮，却拥有比人类更健康的身体，这值得我们反思。

至于流行一时的电解水、磁化水，被宣称能调节新陈代谢，防治糖尿病，其主要原理是借助电或磁把水极化，使水分子变小，化合物分离，水质变得更加清晰，更加有序化，增强了溶解力、渗透力，更易参与细胞代谢。两者不同的是电磁水不改变原水的成分，具有不生水垢的特点；而电解水则是含有阳离子的弱碱性水，清除了原水中的酸根及余氯，比较适合糖尿病患者的酸性体质。电解水、磁化水被认为是充满能量的"活化水"，短期使用效果比较明显，长期使用会产生耐受，远期效果无法确定，尚没有得到医学界的肯定，笔者在此不做推荐。

总之，水与人体健康息息相关，糖尿病患者应当以矿泉水为主，避免长期饮用纯净水。电解水、磁化水不能取代矿泉水。进餐时摄入的汤已能基本满足机体对水的需要，无需额外大量补充。

(7)避免滥用食用油。2002 年在中国所做的一项调查显示，中国城乡居民平均每天摄入的烹调油为 42 g，是世界卫生组织建议值的 2.4 倍。这一调查结果给一向故步自封的中国料理亮起了红灯，意味着中国料理存在食用油滥用的情况。首先，中国人在炒菜时有"炝锅"的习惯，每次炝锅要放入 10～30 g 食用油。一日三餐，每餐有好几道菜，每天摄入的烹调油甚至会高达上百克，远超世界卫生组织建议的每天 25 g。在日常生活中常常会有人抱怨，肉吃得不多，却得了高脂血症、脂肪肝，这些都是食用油滥用的结果。炝锅时油温高达 200 ℃，烟雾缭绕，在这种温度下极易发生氧化分解及氧化热聚合反应，烹调油的化学结构被破坏，形成自由基、环状单聚体、二聚体等有害物质，不仅油脂中所含的脂溶性维生素遭到破坏，与烹调油接触的蔬菜中的维生素也会大量损失，食用油高温冒烟时还会释放有害气体——丙烯醛，更重要的是，人们会把高温变性的烹调油随同食物一同摄入体内，不知不觉就成了高脂血症、脂肪肝的受害者。统计资料表明，中国是全世界肝炎发病率最高的国家，目前2型糖尿病发病率也跃居世界之首，而肝功能障碍与2型糖尿病的关系早就得到医学界的共识，食用油滥用在其中扮演的角色不容忽视，因为肝脏是参与脂肪代谢的主要脏器。日本餐、意大利餐、法国餐是世界排名前三位的健康饮食。日本是世界上居民最长寿，肥胖出现率最低的国家；意大利是糖尿病发病率最低的国家。它们的共同特点就是多菜少油，尽量保持蔬菜原汁原味，与中餐的爆炒过油形成明显对比。有人会说：人们天天在吃煎炸食品，煎炸食品要完全浸在油中操作，对人体的危害不更大吗？其实两者是不同的，煎炸时，油量大，底火小，油温一般在130 ℃以下，不会发生大量氧化裂解反应，炸出的食物颜色鲜艳，松软可口，而炝锅时油少火大，瞬间即可把各种香味料烧成焦黑状。其次，食用油的滥用还体现在对保质期及保存环境的不重视。比如，花生油的保质期是18个月，是指在密封状态下，一旦开封就很容易被黄曲霉菌污染，如果不注意保存，放在炉台边天天被烘烤，或暴露在夏季炎热空气中，极易变质。而食用油从植物收割，工厂加工生产，到进入超市需要一年左右的周期，已经不是什么新鲜产品，而是靠抗氧化剂来维持“新鲜”。在农贸市场，如果有农民把隔年的花生卖给你，你不会要，但把一桶刚出厂的花生油递给你，你就会欣然接受，其实两者的新鲜度是一样的。再次，目前市场上充斥着各种食用油，除花生油之外，还有大豆油、菜籽油、玉米油、葵花籽油、橄榄油、棕榈油等等，厂家为了促销，拼命宣传食用油对人体的好处，给人以多多益善的感觉。比如把橄榄油称之为“液体黄金”，富含亚麻酸和亚油酸，能够预防心血管病和动脉硬化。实际上，食用油大都来自植物种子的精华部分，是高度浓缩的生物活性物质，主要成分为脂肪酸、甘油、磷脂等，人体的需要量有限，过多摄入会适得其反，出现胸闷、心慌、口腔溃疡、上火等症状。

总之，过度油腻对健康不利，而与食用油的种类无关。要想从根本上改变食用油滥用的状况，必须首先改变观念。餐饮业的潮流是向着低脂低盐方向发展，不要一做菜就想到油炒，生拌也是很好的选择。很多食物蒸、煮比炒更有益健康，升糖作用更低，如煮花生、煮鸡蛋、清蒸鱼等。欧美人非常喜欢用烤箱来做各种美味，既避免了高温油烟烹炒，又健康安全环保，值得国人效仿。中国居民膳食指南提倡“热锅凉油，急火快炒”，用以减少有效成分的损失及有害物质的产生，不失为一个良好的尝试。近年新兴的无油烹饪，利用动物肉本身所含的脂肪在平底锅中煎炸，既美味又健康，值得推广。

(8)切忌饮酒过量。人类饮酒的历史很长，酒已成为人们日常生活中不可缺少的一部分。大体而言，酒可分为两种，一种是酿造酒，是利用酵母中的微生物发酵谷物、水果等底物来产生酒精，酿造酒含有一定的糖分，啤酒、葡萄酒、苹果酒、清酒等都属酿造酒；另一种是蒸馏酒，即对底物进行发酵酿造后，再蒸馏提纯所获得的高浓度酒精液体，如烧酒、威士忌、伏特加、白兰地、中国的白酒等。酒的主要成分为乙醇，化学式为 $C_2H_6O$。古人早就发现酒能活血化瘀，舒筋活络，驱寒开胃，消除疲劳。现代医学认为，一定量的酒精可以兴奋中枢神经，产生愉悦感，缓解紧张情绪，并发现葡萄酒中的多酚化合物能预防心脑血管疾病。因此，千百年来酒文化一直具有独特的魅力。适量饮酒无可非议，一旦过量或醉酒，则会对身体产生截然不同的影响。第一，90%的酒精在肝脏代谢，对肝细胞有直接刺激作用，经常反复刺激可致肝细胞脂肪变性，坏死。第二，酒精不含人体需要的营养物质，只能在乙醇脱氢酶的作用下转化为乙醛，乙醛再在乙醛脱氢酶的作用下分解成二氧化碳和水排出体外。饮酒过量，大量乙醛在体内积聚，会引起中毒反应。第三，长期饮酒可引起酒精性脂肪肝，造成胰岛素抵抗。第四，醉酒会引起中枢抑制，导致精神恍惚，肌肉麻痹，昏迷，甚至死亡。动物对酒精有一种本能的排斥，把酒、水、食物放在一起，它们从来不会主动饮酒。一易拉罐啤酒就会让猴子醉得东倒西歪，出现严重的中枢麻痹。研究发现，少量饮酒可以刺激胰岛素分泌，降低血糖；过量饮酒会抑制胰岛素分泌，升高血糖。酒精有开胃作用，极易增加进食量。如果只喝酒不吃饭，容易出现低血糖，尤其是服用降糖药期间，这是因为血液循环速度猛增，药效翻倍所致。一旦酒精浓度高到麻痹中枢神经的程度，血液中的蛋白活性成分作用就会降低，包括胰岛素在内，无一能幸免，血糖会飙升。因此，醉酒的人心脑血管急性并发症的发生率比平时高很多。所以，糖尿病患者应尽量避免嗜酒。为了应酬非喝不可，可选用低度蒸馏酒，每次饮用不超过一个酒精单位。一个酒精单位相当于350 mL 啤酒（一个易拉罐），或 150 mL 的葡萄酒，或 50 mL的低度白酒(30 度)。

(9)重视口味,扬长避短。口味是指人体对某种食物在特定环境下的渴望,常常是人体内在需要的外在表现,口味的变化是不以人的主观意志而转移的客观存在。因此,一旦特别想吃某种食物就应该给予一定的重视,在条件允许的情况下尽量满足。这种满足对身体机能有促进作用,对2型糖尿病有益无害。不能仅仅因为是甜食,或含糖量高,或升糖指数高就统统拒之门外,否则会造成巨大的营养缺口,因为许多营养价值较高的食物都是甜食,如蜂蜜、大枣、牛奶、西瓜、苹果、香蕉、菠萝、芒果等。它们是人体营养的重要来源。然而,长期以来人们对2型糖尿病有一种根深蒂固的错误观念,就是甜食会加重糖尿病,应不惜任何代价,尽可能地杜绝一切甜食,造成很多患者存在糖类相关营养素的缺乏。实际上,到目前为止还没有一项研究结果支持这一论断,由于主流医学的默认,助长了人们对甜食的恐慌心理。

人类自古以来就是以糖类作为主要能源物质,除了水果大都含糖外,谷物也大都会在体内转化为葡萄糖,而血糖又必须保持一定高度才能维持生命。因此,人体离不开糖,限制甜食属于掩耳盗铃,自欺欺人。对于2型糖尿病患者来说,胰岛功能存在缺陷,大多是由于饮食无度,胰岛过度疲劳所致,如同用电超载就会跳闸一样,但“发电厂不会因为用电过度而倒闭”。本来胰岛素与葡萄糖的关系就是猫与老鼠的制约关系,没有葡萄糖,胰岛也不会进化出来,如今两者的关系被颠倒过来,猫见了老鼠就跑,几乎到了谈糖色变的程度,实属本末倒置。实际上,纯粹的口味满足,不存在升糖风险,升糖作用主要来自于过度满足。

只要把摄入的葡萄糖计算在总热量之内就不会影响血糖。比如患者想吃蜂蜜，就用2～3勺蜂蜜取代一个馒头，2～3勺蜂蜜与一个馒头的升糖作用基本是一样的，但对营养的补充却远超馒头。平时我们也会发现，一种食物天天吃，即使没有超量，也会导致血糖升高；而特别想吃的食物，即使多吃一点，对血糖的影响也很有限。这与中医所说的“胃以喜为补”的道理是一样的。如今，玉米饼、烤地瓜等粗粮又成为人们餐桌上的香饽饽，并非现代人的口味荒腔走板，而是身体需要所决定的，这些食物中富含的B族维生素堪称“血管清道夫”，是高脂血症、高胆固醇血症的克星。又如，老年人大都喜欢吃“海带花生红烧肉”，因红烧肉中有糖，发现2型糖尿病后老人都不敢再吃，有患者听了我的讲座之后开始解禁，惊奇地发现血糖不升反降。其实这并不值得大惊小怪，只要患者极度渴望，就肯定有它的道理，身体想从中得到某种东西，而这种东西是过去生活的记忆，是我们的身体生长发育时使用过的“材料”，我们的大脑可能已经忘记了，但我们的身体却始终记着它。从现代科学角度分析，海带富含铬，铬是葡萄糖耐量因子(GTF)的组成部分，能协助胰岛素发挥作用，但铬发挥作用又离不开锰的参与，而花生富含锰。瘦肉可提供胰岛素合成及组织细胞修复所必需的蛋白质，尤其是肌肉组织中的肌丝蛋白，来对抗中老年人的肌蛋白自嗜及溶解。瘦肉又富含镁，缺镁更与糖尿病呈正相关。由于极大满足了食欲，分泌了更多消化液，带动肠-胰岛素轴系统反射性刺激胰岛β细胞分泌更多胰岛素，使其综合降糖作用反大于其升糖作用。其实自然界具有降糖作用的含糖食物不胜枚举，它们与其他食物之间常常存在着奇妙的互动关系，进入人体后的实际作用是降糖而不是升糖，由于我们的认识能力有限，常常会给予错误的解读。

另外，合理的饮食结构固然是健康饮食的黄金法则，但在此框架之下的灵活调整也是必不可少的。进入中年之后，新陈代谢率开始降低，许多衰老、受损的细胞需要修复、更新换代，其中也包括长期处于疲劳状态，功能代偿的胰岛组织，其对营养成分的要求更加全面，身体更喜欢少而精的饮食，既不能大吃大喝，也不能因噎废食。有些中老年糖尿病患者特别喜欢吃“偏食”，如豆腐乳、锅巴、煎饼、酸果等。现代研究证实，“偏食”并不偏，常常具有更深层的营养价值。这是身体缺乏某些营养成分的表现，与一成不变的饮食结构及不合理的饮食限制有关，后者还能够加速人体老化。因此，中老年糖尿病患者应当重视口味的改变，打破条条框框的限制，根据口味的变化不断调整营养结构，才不会犯“虚虚之戒”，取得抗衰老与保护胰岛功能双重效果。

(10)善用米粥，保护消化功能。消化系统对整个生命活动的重要性首屈一指，中医称之为“后天之本”。消化系统一旦出现问题，就会影响其他系统的正常生理功能，成为疾病产生的导火索或疾病恢复的绊脚石。一旦生病，最令人头痛的就是吃什么，一旦吃不对，病情会迅速恶化。因为人体的消化功能在疾病状态下非常脆弱，排斥一切生冷难消化的食物，但对米粥却始终网开一面，米粥不仅容易消化，还能暖胃，在古代常作为药引使用，是古人与疾病做斗争最得力的帮手。中国人喝粥的历史已有2500年。

美国哈佛大学的研究人员对10万人长达14年的追踪调查发现，每天食用1盎司(28.35 g)粗磨谷物熬成的粥(相当于一小碗粥)，能降低5%的死亡风险和9%的患心脏病风险，有力证明了米粥的医学价值。有学者担心米粥太容易吸收会导致血糖迅速升高，而建议用干米饭来取代，令人啼笑皆非，为了减缓区区一盎司米的吸收，却罔顾米粥对机体带来的巨大利益，而以增加消化负担为交换，来换取片刻血糖稳定，不仅曲解了喝米粥的真实用意，也没有任何科学根据。从升糖指数来看，干米饭的升糖指数为71，米粥仅为61。况且，米粥是米饭的稀释品，大米含量不到米饭的1/3。因此，这种替换没有实际意义。俗话说“人老脾胃先老”，人体的消化机能随年龄的增长而衰退，2型糖尿病患者大多存在消化机能衰退的情况，中医把胰岛素缺乏导致的葡萄糖无法进入细胞内解读为脾胃虚弱，不能运化水谷精微到身体所需要的地方，因此特别强调保护脾胃功能。世界顶尖学府哈佛大学，能拿出十几年的时间来研究米粥的作用，并非小题大做，而是看到了其中蕴藏的巨大价值。我们更应当善加利用祖先留给我们的宝贵遗产，保持喝米粥的习惯，尽量避免食用人造纤维素、糖苷酶抑制剂来破坏消化吸收机能。

(11)正确利用食物升糖指数。过去人们误以为只有甜食才会升高血糖，口感越甜升糖作用越强，以至于糖尿病患者会把所有带甜味的食物统统拒之门外。后来发现口感没有任何甜味的馒头、米饭、土豆等淀粉类食品进入人体后能迅速转化为葡萄糖，同样具有很强的升糖作用，从而意识到只根据口感无法正确判断食物的升糖潜力。

为了规范食物的升糖作用，加拿大医生大卫·詹肯斯提出了“升糖指数(GI)”的概念，即把50 g葡萄糖在2小时内所引起的血糖升高曲线下的面积量化为基准数值100，再与等量(50 g)其他食物进行比较，得出了每种食物的升糖指数，并从中发现了很多不为人知的奥秘。比如，“甜”不代表“升糖”。果糖是最甜的自然糖，它的甜度是115～170，可它的升糖指数只有23。蔗糖比葡萄糖甜(蔗糖甜度100，葡萄糖甜度70)，但蔗糖的升糖指数却不及葡萄糖(蔗糖GI为65，葡萄糖GI为100)。另有甜菊糖，甜度是蔗糖的300倍，糖精和甜蜜素的甜度是蔗糖的300～500倍，但它们很难被吸收，几乎对血糖没有影响。再如，食物含糖量与实际升糖作用也不能画等号。我们生活中常见的花生，含糖量已达20%，可升糖指数只有14，属于低升糖指数类。水果的含糖量普遍高，内含葡萄糖、蔗糖、果糖等多种不同的糖，但水果的平均升糖指数却不高，属于中低升糖指数类。所以，糖尿病患者不必对水果过于担心，只要不过量是有益无害的。虽然谷类的升糖指数很高，但荞麦、糙米的升糖指数却很低，成为专家推荐的糖尿病饮食。富含纤维素的绿叶蔬菜升糖指数最低，与其他类食物混食可使综合升糖指数降低。食物的加工方法不同也会影响升糖指数，如煮山药与炒山药，煮土豆与炒土豆都有很大差别，煮熟之后升糖指数明显上升。西瓜的升糖指数在水果中是最高的(GI：72)，但由于含水比重大，含糖量只有9%，一人份按100 g计算，每餐只摄入了9 g糖，而馒头的含糖量是48%，吃100 g馒头将会摄入48 g糖。

食物升糖指数概念的引入，对指导糖尿病患者合理饮食发挥了积极作用,但由于测试方法与条件的不同,资料来源也有一定差距。正常人与糖尿病患者之间对食物的升糖反应也存在一定差异。我们日常的饮食,是各种食物的混合,进入人体后的实际升糖作用,常常与我们的期待值有很大差距,不能过于拘泥,只能用作参考,还是要以客观事实为依据。

(12)巧妙利用断食疗法。断食疗法,顾名思义,是指在一定时间内完全停止进餐的疗法,它与禁食、辟谷的作用原理是一样的。通过造成能量代谢负平衡,逼迫机体燃烧储存的脂肪来提供能量,达到轻身瘦体,自我净化,自我修复的目的。从某种意义上讲,断食相当于"清零",即重新开始,类似电脑的重新格式化。断食疗法具有悠久的历史,早在2000多年前,古希腊医学之父希波克拉底就开始使用断食疗法来治疗疾病。宗教与断食也有深厚的渊源,许多宗教认为,多食可以乱性。修行者为了"明心见性,体悟真理"常常要进行断食。

实际上,偶尔断食是日常生活中经常发生的事。当人体患病时,常常会出现食欲缺乏,这是机体的本能反应,是自动修复的一部分,一两餐不吃是很常见的事,即便吃,也只想吃些清淡的。野生动物一旦遭遇疾病,也会主动断食,或只吃青草。如果此时反其道而行之,大鱼大肉,必将导致病情恶化。研究人员给停止产蛋的母鸡进行断食实验,惊奇地发现大量母鸡开始重新产蛋,可见断食能重新激活弱化的生理功能。短暂的断食不会造成营养不良,人类目前的记录是持续40天。野生动物在冬眠、蜕皮、孵化过程中会长时间断食。饥荒来临时,人类仅靠杂草树叶为生,也能渡过难关。种种迹象表明,生物具有超强的耐受饥饿的能力。人类在生活实践中不断开发这种能力,并以此作为治病的手段。20 世纪 90 年代,以日本为代表的亚洲国家出现了断食热,用来对抗肥胖、血脂升高、癌症、糖尿病等,并涌现出大批专著,使之成为一种系统的治疗方法。断食期间,身体发生的一系列生化改变,被医学界解读为"自体溶解""焚烧垃圾"。这个过程对能量过剩的 2 型糖尿病患者而言具有立竿见影的效果。断食后,胰岛 β 细胞的负荷立即减轻,肝脏、肌肉释放出更多空间储存葡萄糖,非常有利于糖尿病患者的恢复。因此,对血糖顽固不降的 2 型糖尿病患者可以有条件地使用这种方法。初试者应采用菜汤、果汁断食法,以不超过一天为宜。由于长时间的断食要求较高的操作技巧,其安全性尚无保障,糖尿病患者应避免 3 天以上的断食疗法,并应注意以下几个方面:第一,断食疗法是断粮不断水,果汁、菜汤不能断。第二,断食疗法应从一餐开始,逐步增加,从晚餐开始为佳。第三,断食期间避免剧烈运动、抽烟、饮酒及性生活。第四,复食必须徐缓。常言道:断食容易复食难。断食疗法失败的主要原因是复食阶段大吃大喝。轻则前功尽弃,血糖复升,重可危及生命,不可不知。

### 2. 运动疗法

生命在于运动。对正常人而言,每天要进行基本的日常活动,包括锻炼、工作、家务等等,这是正常生命活动的一部分,对保持健康非常重要。对普通患者而言,在疾病得到控制之前,必须限制日常活动,否则,会影响疾病的康复。但糖尿病则是一个特例,运动有助于消耗多余的能量,对控制病情有利。1990 年,美国糖尿病学会将运动纳入糖尿病临床指南,强调了运动对控制 2 型糖尿病的重要性。现在运动疗法已成为糖尿病综合治疗的"五驾马车"之一。糖尿病的运动疗法不是随意、无目的的运动,而是根据每一个患者的具体情况量身定做个体化运动方案,又叫"运动处方",包括运动的方式,运动的强度,运动持续的时间,运动的频率等。

(1)运动疗法的作用机理

1)运动可以调节糖代谢:①运动时肌肉收缩,血流增快,毛细血管扩张,单位时间到达肌肉组织的胰岛素增加。②运动也会使非胰岛素依赖组织的葡萄糖利用增加。③运动使肌肉组织发达,储备糖原的能力增强,使血糖有更大的转运空间。进入中老年后,运动量减少,肌肉开始萎缩,肌糖原的储备能力逐渐减少,对血糖的压力逐渐增大,如果继续保持过去的饮食节奏就极易出现血糖升高,所以,中老年人不能停止运动。研究发现,中等量运动的降糖作用可持续 15 小时,能量消耗可以比静止状态下增加 2～3 倍,高强度的运动对血糖的消耗可以达到轻度、中度运动量的 5 倍以上。笔者曾经做过一项测试,以竞技状态全力跑完 400 m 可使血糖降低约 1 mmol/L,而快走或慢跑仅能降低 0.1～0.2 mmol/L。

2)运动可增强胰岛素的敏感性:研究表明,有氧运动可以增加肌细胞膜上葡萄糖转运蛋白的含量,增加骨骼肌及脂肪组织胰岛素受体的数目及亲和力,使外周组织对胰岛素的敏感性增加。长期卧床,运动不足,可使全身及局部血液循环受阻，酶活性降低，有氧代谢能力减弱，使胰岛素介导的葡萄糖利用率降低。

3)运动可以改善脂类代谢：运动医学研究表明，持久耐力运动以消耗脂肪为主。运动可以促进胆固醇与载脂蛋白的结合、转运与清除，以减少胆固醇在动脉内膜的沉积，降低血三酰甘油、低密度脂蛋白水平，同时增加高密度脂蛋白水平。

4)改善体质，增强免疫力：运动可以增加肺活量、血氧含量，改善冠状动脉供血，使心肌收缩力增强，每搏输出量增加。运动又可增加肠蠕动，促进消化吸收，增强机体免疫力。

(2)运动的方式

运动的方式有有氧运动与无氧运动之分。所谓有氧运动是指运动强度较小，节奏较慢，运动后呼吸不急促，需要的能量来自机体的有氧代谢，运动时氧气的消耗与摄入可达到相对平衡。有氧运动是最适合2型糖尿病患者的运动类型。在有氧运动的开始阶段，能量主要来自血糖分解，随着运动时间的延长，脂肪参与氧化供能，并逐渐取代葡萄糖成为主要能量来源。有氧运动有主动与被动两种形式，主动的有步行、慢跑、上楼梯、游泳、跳舞、打太极拳、骑自行车等，被动的有汗蒸疗法、红外线加热疗法等。两者都能通过发热和出汗增强血液循环。无氧运动是指运动过于剧烈，吸入的氧气不能满足葡萄糖代谢的需要，而以无氧酵解的形式进行代谢，产生大量乳酸，导致肌肉酸痛，运动被迫在5～10分钟内停止。

(3)运动强度的自我检测

一般而言,轻度或中强度的运动比较适宜于2型糖尿病患者,以下三个方法可以帮助患者自我判断:

1)交谈试验:即运动时能够自然交谈,表明运动强度比较适中;若气喘吁吁,交谈困难,表明运动强度过大。

2)自我感觉:运动时微汗,轻松愉快,稍事休息很快恢复,说明运动强度适当;运动后无汗,无发热感,心率无变化,表明运动强度不足;运动后大汗,疲惫不堪,表明运动强度过大。

3)适宜心率:中老年2型糖尿病患者运动时的适宜心率为:170－年龄。例如,一个50岁的糖尿病患者,运动时的适宜心率为:170－50＝120次/分。

(4)运动时机、持续时间及运动频率

对于完全依靠生活方式调整控制血糖的2型糖尿病患者,运动的时机没有限制,早晨、晚上、餐前、餐后都可。使用胰岛素及降糖药的2型糖尿病患者,运动时不仅要避开药物作用的高峰期,还要避开空腹时运动,尤其是早餐前,以免发生低血糖。一般来说,运动持续的时间以不超过60分钟/次为宜,运动频率以每天早晚各一次为宜。

## 3. 精神调理

丰富多彩的精神追求,复杂多变的心理感受是人类区别于低等动物的最大特点。现代社会更追求人生价值,从小就设定人生目标,使人生面对各种挑战及压力,包括工作压力、生活压力、社会舆论压力、目标与现实差距的压力等等。精神障碍常常是2型糖尿病的导火索,如何保持心理平衡是每一个人必须面对的社会问题。良好的精神状态与身体健康息息相关。精神愉快则吃得香，睡得好。精神沮丧则饮食乏味，倦怠乏力。大量临床研究表明，压力与血糖呈正相关。

(1)精神因素与2型糖尿病的关系

1)不良情绪可以导致2型糖尿病：不良情绪在糖尿病的发生发展过程中发挥着重要作用。尤其是中老年人，经历了诸多人生坎坷、不幸事件、亲人离世等，心理阴影久久挥之不去，加速了生理机能退化，胰岛功能不健全的人会率先受到拖累，出现2型糖尿病。这种类型的糖尿病一般血糖不太高，身体不太胖。

2)糖尿病可加重心理障碍：2型糖尿病患者面对长期的病程缠绵，极易出现急躁、失望、无助、悲哀等心理障碍，这种状态又会反过来影响正常生理秩序，导致血糖升高。

3)精神因素可以影响治疗效果：一个病情控制良好的糖尿病患者常常会因为生气、焦虑等突发精神因素导致病情反复。精神因素得不到改善，病情会持续恶化。

(2)精神调理的具体内容

1)提高患者对2型糖尿病的认识水平：患者对2型糖尿病的恐惧常常来源于医学知识的匮乏。知识是化解恐惧、焦虑的有力武器。患者应积极参加各种糖尿病讲座，阅读有关糖尿病的科普杂志及书籍。广大糖尿病患者是一个社会群体，患者之间的相互交流非常重要，可以了解更多资讯，有效缓解紧张情绪。

2)重视抑郁症的调理：2型糖尿病患者抑郁症的发病率是普通人的5～10倍。糖尿病长期控制不佳，会使患者产生挫折感及悲观绝望情绪,对生活失去信心,极易诱发抑郁症。患者表现为情绪低落,无欲状态,寡言少语,悲观厌世,目呆,甚至有自杀倾向。对忧郁症而言,乐观的情绪是治病的良药。可采取交谈、旅游等社会活动,努力摆脱孤独、单调的生活环境。中医采用疏肝解郁的方法对糖尿病性抑郁症具有一定效果,不仅有助于改善患者的精神状态,也有降血糖的作用。

3)运动减压:通过运动来排解压力是一个很好的选择。适当的运动会促进新陈代谢,激活生理功能。研究发现,运动到出汗程度有助于脑啡肽的分泌,脑啡肽具有兴奋愉悦神经的作用,被称作“快乐因子”,使人精神焕发,心情愉快,以崭新的面貌、乐观情绪去面对挑战。运动后的疲劳状态有助于提高睡眠质量,整个运动过程可让患者忘掉生活中的烦恼,使大脑得到充分休息。有些娱乐活动如棋牌、跳舞,观看比赛、演出等,同样有放松身心的作用。

### 4. 睡眠调整

为了追求健康长寿,人们拼命吃“补品”。而实际上,人体最大的补品是睡眠。睡眠不足使得 2 型糖尿病的风险大幅增加。英国的一项研究发现,从事“三班倒”工作可导致生物钟不同步,激素分泌节奏被打乱,会快速将一名健康人带入糖尿病前期。英国布里斯托大学更提出“睡眠债”的概念,发现了其与胰岛素抵抗和肥胖的关系。很多糖尿病患者都有体会,一旦熬夜,血糖就会升高,补足睡眠之后,血糖会自动下降。体力活动和脑力活动在消耗能量的同时产生大量代谢废物,会使人产生疲劳,被迫停下工作,以中断代谢废物的来源。疲劳需要靠睡眠来缓解。正常人体一天中要拿出 1/3 的时间来满足睡眠,通过睡眠让身体各个系统得到充分休息,身体也正是利用这个机会来修复受损的细胞,补充能量,清理代谢废物。因此,睡眠不足对身体带来的潜在危害是难以估量的。然而,睡眠只有数量没有质量也是枉然,睡眠中大部分时间在做梦,或醒后难以再入眠,或生活在吵闹的环境中,都难以达到睡眠的效果。在实际生活中应根据失眠的具体原因进行调整。有心理障碍的,应想方设法解除心理障碍;进食太多、太杂、太难消化,导致“胃不和则卧不安”者,应改变饮食习惯;素体热盛,睡眠不沉者,应禁食辛辣助热之品;环境有干扰的,应设法改变环境,或使用橡胶耳塞;对顽固性失眠,可采用药物治疗来确保基础睡眠。

# 第三章
# 2型糖尿病的应对策略

## 1. 迅速掌握血糖自我检测

家用血糖仪的应用在人类控制糖尿病的历史上具有里程碑的意义。它为糖尿病患者提供了一个随时观察血糖的平台，让人足不出户就能轻松了解血糖状况，从而得知哪些东西能够升糖，哪些东西能够降糖，哪些生活习惯有助于控制糖尿病，哪些生活习惯对控制血糖不利等等。患者会下意识地躲避有害物质及不良生活方式，逐渐摸透糖尿病的“脾气”，为彻底降伏“糖魔”打下基础。因此，家用血糖仪具有无与伦比的应用价值，从糖尿病的阴影中成功走出来的人都会无限感激这项伟大发明。对 2 型糖尿病患者来说，早一天掌握血糖自我检测，就能早一天掌握自己的命运。

查出糖尿病之初最重要的事是什么？很多人或许会认为应尽快找最知名糖尿病专家，或尽早使用降糖药，或尽快寻找能治愈糖尿病的偏方、验方，或立即住院治疗。其实，当务之急就是迅速掌握血糖自我检测。因为，糖尿病患者最怕的就是血糖很高却毫不知情。首先，糖尿病是慢性病，不是一朝一夕形成的，在大多数患者发现以前就已经隐性发展许多年了，在没有搞清病况之前切忌轻举妄动，掩盖原始病情。在制订医疗方案之前，应首先排除偶然因素的影响，仅仅一两次检查结果不能说明问题。在发现糖尿病与制订治疗方案之前的黄金时间，最稳妥的选择就是拿出几天的时间观察一下血糖的实际情况，掌握空腹血糖、餐后血糖的波动情况。此时，必须依靠血糖自我检测，因为去医院检查不仅不方便，而且医院上班时间晚，跑到医院时血糖已经改变。其次，病情得到控制之后也需要跟踪检查。患者对血糖的主观判断与实际情况有很大的差距，一周不测就会造成误判，这种情况造成的病情恶化最为常见。临床观察发现，长时间疏于监测的患者，大多存在血糖暗中走高的倾向，直到出现并发症，患者才恍然大悟。成功的血糖控制离不开血糖监测保驾护航。1 型糖尿病患者的胰岛细胞几乎不工作，餐后血糖会大幅升高，在检测手段落后的年代，死亡率很高。如今死亡率大大降低，与监测技术的改善有密切关系。总之，血糖监测仪相当于汽车的方向盘、导航仪，没有它的帮助，控制糖尿病就是一句空话。

## 2. 生活方式调整应遵循“循序渐进，持之以恒”的原则

2 型糖尿病目前还是不治之症，需要终生医疗照顾，针对这样一种慢性病，生活方式调整比其他任何一种疗法都具有优势，因为它是完全绿色的，没有任何不良反应，经得起长期使用。然而生活方式调整要想达到预期的效果必须秉持“循序渐进，持之以恒”的原则。就拿降血糖而言，“欲速则不达”。2 型糖尿病是一种比较特殊的内分泌系统

疾病，与“吃”有密切关系，我们日用的饮食在其发生发展过程中扮演了重要角色，它们既是人体的营养物质，又是致病因素，只要超出人体的需要量就会变成有害物质，限制饮食成了控制血糖最直接、最有效的方法。然而，初得糖尿病的人，因为恐惧、焦虑等原因，心情急躁，为了看到立竿见影的效果，常常会采取一些极端的方法，如不吃不喝，超量运动，从一个极端走向另一个极端，血糖虽然暂时降下来了，其他问题又出现了，不得不回来面对新问题，徒走弯路。

因此，采用生活方式调整不能急于求成，要做好打持久战的准备，避免一步到位的急躁心理。2 型糖尿病的产生是一个量变到质变的过程，血糖的升高是阶梯式递增的，一开始机体会竭尽全力阻止血糖升高，一旦失守，就会在新的血糖水平达到平衡，机体各系统都会去被动适应这种改变，时间越长，适应的链条越牢，因此在调降血糖时常常会遇到阻力点，这个阻力点是人体自动调节系统长时间形成的适应屏障，不仅与饮食有关，也与肾糖阈、升糖激素等有关，非常牢固，就像挖掘机碰到岩层，需要慢慢克服。比如，新患者空腹血糖极易在 8～9 mmol/L 的肾糖阈附近遇到下降阻力，降下来也很容易反弹，患者需要半年至一年的缓冲时间，此时一定要克服急躁心理，层层剥离，一旦突破阻力线，又会在新的水平稳定下来，直到血糖降到正常范围。很多缺乏毅力的患者受不了这种约束，干脆依靠唾手可得的药物来降糖，仅用几个小时就把酝酿了十几年的高血糖一举搞定，异想天开地认为此举可以一劳永逸，甚至把血糖下降的速度作为一种成就来标榜。然而，天下没有免费的午餐，违背自然规律就要付出更大的代价。此时患者不仅要面对机体适应不良带来的各种症状，还要终生修补药物不良反应带来的伤害，以及药物耐受性、继发性失效，肝肾损害等。正是这种倒行逆施，把2型糖尿病的治疗带入了误区。

降低血糖要根据每一个患者的具体情况制订一个长期调整计划，明确每一个阶段想要达到的目标，一步一个脚印，步步为营。要拿出三倍于降糖的时间来稳定血糖，此举看似缓慢，却是捷径，一旦做到这一点，将会进入良性循环，终生受益。老糖尿病患者都知道，降糖容易，稳糖难，说起来容易，做起来难。不经过几年的实际磨练是很难彻底领悟的。即使患者按标准热量进餐，也未必能达到目的。仅仅饥饿感的反扑就会轻易瓦解你的努力，这种反扑的力度与控制饮食的强度成正比，常常使患者无法做到真正节食，甚至会吃得更多，因为胃的回缩比撑大需要更多的时间，大胃少食极易激发食欲。许多调整失败的患者都输在这个环节。

近年来，全国各地涌现出各种类型的糖尿病速效培训班，通过一个月的素食加运动，患者血糖大幅度下降，有些甚至停掉药物，看似效果很好，但这种急功近利的降糖措施是以营养不良为代价，不符合“循序渐进”的治疗原则，只能是昙花一现。培训一结束，身体已透支，患者不得不重拾过去的饮食习惯。因此，要想取得生活方式调整的良好效果，必须扎扎实实地贯彻“循序渐进，持之以恒”的原则。

## 3. 生活方式调整应掌握“适度”原则

中国古代著名哲学家韩非子曰:“万事有度,无度则悲。”所谓“度”,就是做事要把握分寸,既不能太过,又不能不及。太过或不及都会超越底线,打破平衡,带来灾难。“适度”虽是一个模糊的概念,看不见,摸不着,没有一个具体的客观指标,但它来源于生活实践的经验积累,具有极大的实用价值。古人早有“事不过三”“物极必反”“盛极而衰”之说。这些看似简单的训诫,却包含着深刻的哲理。人体内环境的稳定完全是靠“度”来维系。胖人活动会喘,瘦人活动也会喘,只有体重适度,才能动而不喘;过度疲劳对健康不利,过度安逸更不利于健康,只有劳逸结合,才能保持健康。睡眠太多与不足都会感到神疲乏力,只有适度才能精力充沛。

做事要适度,不能超越底线是人人皆知的常识,可具体实施起来却并不那么简单。医学界早就制定了人体各项标准,包括体重、腰围、饮食结构、热量、运动量等等,但仍无法避免肥胖人群每年以10%～20%的速度增加。而长寿老人有一个共同特点,就是都能做到一丝不苟地贯彻“适度”原则,从不大吃大喝、饮酒过度,从不熬夜、运动过量,从不情绪激动、大喜大怒。可见对“适度”的认知能力常常会对我们的健康发挥决定作用。

科学研究得知,2型糖尿病与过度饮食有密切关系。显然,患者在把握饮食的“度”上出了问题。为什么在人类历史上从来没有出现过糖尿病失控,而在科技高度发展的今天却出现糖尿病失控呢?其原因是复杂的,有美食因素、环境因素、生活习惯因素等等，各种因素交织在一起极易造成误判，为过度饮食开绿灯。过度饮食可以表现为少量过度、中量过度与大量过度的不同，中量、大量过度饮食仅仅半年就可摧毁胰岛功能，诱发糖尿病。而临床最多见、威胁最大的却是少量过度，少量过度最隐蔽，最易逃过人们的监控，形成积少成多，量变到质变的飞跃后才被发现，一旦被发现已经是积重难返。另外，不同年龄段的人群对过度饮食的反应性也有一定差别。现今50～80岁的中老年人，大都是从贫困年代走过来的人，身体稍有发福就已经超出30%的生理代偿极限，因此饮食过度的问题很容易被掩盖；而新生代年轻人一生下来就过着丰衣足食的生活，身体明显发胖才会超过30%的生理代偿极限，这是计算公式所无法表现的。那么如何才能准确把握“适度”原则，并将其灵活运用在生活方式调整中呢？实际上，在每一个人的心中都藏有一把衡量“度”的尺子，比如古人常说的“再一再二不再三”，中国古代哲学家常常使用三分法来简单判断事物的“度”。“三”无论作为整数还是分数，常常代表事物由量变到质变的转折点。如酒过三巡则醉；纵欲三次伤肾；断水断粮三天是生命极限；心率、血压正常值的上下限都在平均值的上下1/3左右；汽车、电梯、桥梁的载重量一旦超过规定重量的1/3就会亮红灯等，不胜枚举。

引入“适度”的概念，就可轻松驾驭饮食节奏，即使节日应酬等特殊场合，也会避免大吃大喝。每天多摄入的热量不超过标准热量的1/3，避免连续三天的大吃大喝。在饮食结构上避免只素不荤，只荤不素，过分清淡，粗粮糙米过剩，饮水不足或超限等等。另外，掌握“适度”原则也可以帮助我们利用更多资源。比如泡澡具有神奇的保健作用，英国研究人员发现，泡热水澡每小时燃烧 527 J 热量，相当于步行 30 分钟。洗一个小时的热水澡比骑自行车在降低血糖上更有效。泡澡对改善糖尿病患者的微循环及下肢血管病变非常有利，但有学者指出泡澡出汗太多对糖尿病患者不利。实际上，把握好尺度，水温不太热，时间不太长，则可趋利避害，大大改善患者的血液循环。再如，巧克力是抗氧化食品，对增强免疫力，延缓衰老，缓解情绪低落，预防癌症及心血管疾病十分有益，但一般认为巧克力含糖量高，热量大，糖尿病患者应该敬而远之。实际上，只要适量就不会有任何问题。笔者每次食用巧克力控制在 30 g 以内，从未影响血糖。反倒经常因食欲欠佳，以 50～60 g 巧克力(5～6 个地球巧克力，每个 11.89 g)取代晚餐，次日空腹血糖不升反降。

总之，凡事“适度”不仅是生活的准则，也是 2 型糖尿病患者采取生活方式调整必须遵循的重要原则，没有任何医疗方法可以凌驾于它之上。否则，必将给机体造成伤害。

## 4. 老年人应适当放宽降糖标准

衰老在 26 岁就开始了，38 岁开始加速。2 型糖尿病多在中年以后发病，这在一定程度上是受到整体衰老的拖累。衰老是人体各器官功能随年龄增长逐渐衰退的自然过程，衰老不能当病治是医学界的共识。人体的许多生理指标随年龄增长而变化。就血压而言，男性 35 岁时，收缩压正常值为 115 mmHg，65 岁时为 148 mmHg。从 35 岁到 65 岁的 30 年间，平均每年增加 1.1 mmHg。这是人体衰老进程中，动脉壁逐渐老化的结果。著名学者王建业教授指出，老年人高压不超过 150 mmHg，低压不超过 90 mmHg就没问题，用降压药反而会适得其反。实际上，血压低给老年人带来的问题比血压高还要多。老年人血压低了很容易突然摔倒，造成严重后果。同样，进入中老年后，胰岛组织开始老化，分泌功能减退，导致老年人糖耐量普遍降低，再加上老年人的心、肝、肾功能都有不同程度的减退，利用葡萄糖的能力减弱，从而对低血糖的耐受性降低，如果过度降糖极易出现身体不适。因此，老年人有必要适当放宽降糖标准。对老年人而言，空腹血糖小于等于 8.0 mmol/L，餐后血糖小于等于 11.0 mmol/L，糖化血红蛋白小于等于 8.0%，即可算达标。根据我们的观察及大量临床报道，老年人血糖控制在 8.0 mmol/L 左右，不仅没有糖尿病恶化的迹象，反而精神、体力、视力等指标都会有所改善。

## 5. 限制饮食切忌营养不良

人们往往会在 2 型糖尿病与营养过剩之间画等号，错误地认为饮食越没有营养对糖尿病越有利。天天粗茶淡饭，把水果、牛奶、鸡蛋等营养全面的食品排斥在备选食品之外，甚至服用葡萄糖肝酶抑制剂人为影响吸收，这都是极端错误的，这是把营养过剩与热量过剩混为一谈，高热量并不代表高营养，它们完全是两个概念。脂肪热量很高，但其营养却很单一；维生素几乎没有热量，却营养丰富。老年人因牙齿退化、活动减少等原因,消化吸收机能已经很脆弱,上述做法无疑会导致身体整体营养状况下降,加速衰老进程,对糖尿病的恢复极为不利。如果天天吃方便面,三天后就会出现牙龈出血,神疲乏力等营养不良的症状,血糖也会跟着上升。其实,限制饮食与营养均衡并不矛盾,限制饮食的宗旨是要防止单一营养物质的过多摄入。由于糖尿病患者常常会被升糖指数、含糖量等指标所困扰,不敢吃的东西永远不吃,敢吃的东西天天吃,导致多者恒多,少者恒少。比如,很多患者重蔬菜轻水果,只是因为水果含糖。水果是树木的果实,品种繁多,各自携带着不同树种的所有遗传物质,营养非常全面,而蔬菜常常只是植物的茎叶,两者的营养成分相差很大。就拿大枣来说,含有 40 多种人体必需营养物质,是不可多得的天然养生良品,因为含糖量高,被大多数糖尿病患者拒绝,非常可惜。

糖尿病患者血糖虽高,但细胞内缺糖,关键的问题是要把血糖转移到细胞内。一点糖不吃,细胞会更缺糖,血糖达标对细胞缺糖导致的营养不良毫无意义。糖尿病好转的标志不只在于血糖下降多少,而是能够让血糖最大限度地进入细胞内,一旦有足够的葡萄糖进入细胞供能,四肢乏力、心慌气短、头晕目眩等营养不良的症状就会马上消失。实际上,开启葡萄糖进入细胞大门的金钥匙不仅仅掌握在胰岛素手中,近年发现的胰岛素类似物肠-胰岛素样肽,肉桂富含的 HDL 化糖酶,黄豆富含的大豆异黄酮,绿茶中的茶多糖,人参中的人参多糖,咖啡中的绿原酸,蜂胶中的黄酮类、萜烯类等都能替代或帮助胰岛素打开葡萄糖进入细胞的大门。它们广泛分布在各种天然食品中，如果为了达到控制热量的目的，过分限制食物的种类，天天以相同量的粗茶淡饭去取代营养全面的饮食，将会导致营养失衡，影响降糖效果。

中医认为糖尿病是本虚标实之体，与脾肾虚弱，不能固化水谷精微有密切关系，治疗上采用甘温补气、酸甘化阴之品“以甘治甘”，常常会收到良好的降糖效果，如参苓白术散、六味地黄丸等。这里的“本虚”可以解读成某些营养素的缺乏。因此，糖尿病患者比健康人更需要营养均衡。

## 6. 重视餐后血糖的监测与调整

很多糖尿病患者只重视空腹血糖，对餐后血糖不管不问，或只是在糖尿病确诊时做过一次糖耐量试验，发病很多年都不知道餐后血糖的具体情况，这是一个很危险的漏洞，应当引起足够重视。第一，餐后血糖可以比空腹血糖高好几倍，是心脑血管急性并发症的导火索。第二，即使空腹血糖正常，餐后血糖也会很高。空腹血糖是经过一整夜调整后的血糖，如果不吃晚餐，则间隔时间更长，甚至会超过 14 个小时。而餐后血糖是餐后 1～3 小时内的血糖情况，能够真实反映胰岛 β 细胞的工作状况。第三，不同治疗措施对胰岛 β 细胞功能的影响是截然不同的。临床观察发现，对 2 型糖尿病进行生活方式干预会带来积极影响，而采用药物干预对胰岛 β 细胞功能会带来消极影响，一旦停药，餐后血糖会比用药前大幅跳升，此与药物依赖与药物伤害有关。因此，2 型糖尿病患者采取药物干预后，随便停药是非常危险的，尤其在节日大餐、朋友聚会等场合。第四，一旦发现餐后血糖很高，可立即采取防范措施，如压缩每餐饭量，少量多餐等等。

检测餐后血糖可采取以下步骤：从进食第一口饭开始，每30分钟测量一次，连测3个小时，绘制出曲线，作为日后的参考。餐后血糖无需天天测，以每半年抽查一次为佳。

## 7. 血糖居高不下的应对策略

血糖居高不下是糖尿病患者最担心的事，尤其是在糖尿病的早期，患者对治疗缺乏经验，一旦空腹血糖持续升高，常常会造成心理恐慌，迅速引发一系列健康问题。心理恐慌本身就会导致升糖激素分泌，还会通过影响睡眠、消化吸收间接干扰糖代谢，使高血糖状态变得更加顽固。很多患者正是在这种情况下加入药物治疗的行列，并非病情已发展到必须立刻用药物降糖的程度。血糖居高不下毕竟不像低血糖休克、高血压危象、哮喘持续状态等危急病症那样需要争分夺秒、紧急处理，血糖上升的空间比下降的空间大得多，低血糖导致的损害是以分、秒计算，高血糖造成的损害是以年、月计算，一般具有缓降的时间。

其实，导致血糖居高不下的因素中，90%是不良生活方式诱发的，如酒食过量、紧张焦虑、房劳过度、身体透支等，又遇感冒、外伤、感染、胃肠功能紊乱等，多种因素交织在一起，这并非不可抗拒，而是可以预防，可以调节的。我们知道，在紧张焦虑状态下，人会下意识地多吃，以填补空虚无助感，但身体却是抵抗进食的，缺乏胃液分泌，胰岛素的分泌量也会减少20%～30%(60%的胰岛素分泌是消化液刺激的),此时摄入的营养物质极易停留在血液中,造成血糖顽固升高。创伤、炎症等应激状态下,升糖激素参与提高血糖。升糖激素引起的血糖升高,比单纯饮食因素引起的血糖升高作用强烈而持久。此时的应对策略是以柔克刚,避免采取强硬措施大幅降糖,容忍血糖有3～7天的时间下降。患者可以适当限制谷物的摄入,适当增加运动量,同时采取清热消炎、抗感染等措施兼顾并发症,只要血糖开始下降就无需过度治疗,让其慢慢到位。空腹血糖超过13 mmol/L的患者可增加控制饮食的力度,间断使用蔬果汁断食疗法。只要针对不同诱因进行综合调整,高血糖持续状态大都会迎刃而解,不必过分紧张,不可把高血糖引起的四肢乏力等症当作营养不良,又去增加饮食,使高血糖状态变得更加顽固,而这种简单的错误在临床上并不少见,情急之下,患者的认知能力比我们想象的低很多。笔者发现,大部分血糖居高不下的患者都存在习惯性摄入过多的问题,而自己又意识不到,一直处在饮食控制不到位的状态,成为血糖失控的祸根。

## 8. 重视人体的自然疗能

人体存在一个庞大的自愈系统。研究人员发现,人体有能力治愈60%～70%的疾病。比如伤口可以自动止血,结痂。不仅小病可以自愈,被医生宣判死刑的疾病也常有奇迹发生。在英国,一个13岁的男孩得了白血病,就在医生配型成功,准备为他实施骨髓移植手术时,他的白血病奇迹般地自愈了,症状消失,血液恢复正常。在临床上,肿瘤已经形成，又自行消失的例子屡见不鲜。再看我们常见的病毒感冒，一旦发病，自愈系统就会启动，不管你怎么用药，都会持续一周而愈。养过宠物的人会发现，动物得病时会停止进食，安心静养，这是在通过禁食进行自我调整，让部分功能暂时关闭，避免干扰修复过程。疾病恢复后，自动恢复进食。

人体的自愈功能是多系统综合作用的结果，体内发生的任何病理改变都在下丘脑的监控之下，是我们从外部观察所无法达到的。因此，经过它量身定做的“内药”比我们使用的任何治疗方法都准确、有效。虽然所有疾病都有自愈倾向，但能否自愈常常会受到环境因素的影响。就拿慢性支气管炎来说，只消炎，不戒烟无法治愈。戒烟后，即使不消炎，体内的白细胞也会被调动起来，使炎症慢慢被治愈。2 型糖尿病也存在同样道理。只降糖不控制饮食不能解决根本问题，一旦饮食被控制，就相当于断了 2 型糖尿病的后路，会启动一系列自愈过程，逆转各种并发症。因此，我们应当珍惜人体的自愈能力，重视人体自我调节机理发出的各种信号，如食欲缺乏、厌食、恶心、反酸等。努力改变干扰自愈功能发挥作用的不良生活习惯，为身体自我修复扫除障碍。

由于科技水平的限制，人类还无法全面认识人体自愈系统的奥秘，很多治疗方法与人体自我调节机理相抵触，削弱了人体的自愈能力，反而帮了倒忙。在这方面野生动物是一面极好的镜子，它们更接近大自然，饮食起居更有规律，大都能保持健康。而人类正远离大自然，离开空调、汽车甚至无法生存；在生病之前就开始进补，生病之后更是大把吃药；一进入中年就开始生病，进入老年更是多病缠身，很少能尽享天年。这些都值得我们反思。

## 9. 启用降糖药须三思而行

2 型糖尿病有三个明显的特点。第一，是慢性病；第二，是与衰老有关的疾病；第三，是与不良生活行为方式有关的疾病。由于这三大特点的存在，药物治疗的效果受到极大影响，其合理性也备受质疑。

第一，糖尿病是慢性病，需要终生服药。“凡药三分毒”，药物在发挥治疗作用的同时，大都会有与治疗无关的不良反应。药物不良反应是其治疗作用必须付出的代价，理论上讲，不存在没有任何不良反应的药物。药物的不良反应与其使用的剂量、时间成正比。药物都存在继发性失效，增加剂量不可避免。药物都会在体内蓄积，终生服用对肝肾的损害不可避免。药物短时间使用不良反应小而少，长时间使用不良反应大而多。很多药物的不良反应是在大宗患者长期使用后发现的。药物投入生产前的动物实验、临床试验很难发现潜在的长期不良反应。因此，很多药物的不良反应被低估。我们都知道，抗生素的不良反应很强，急性感染时短期使用，不良反应不会造成严重损害，利大于弊，一旦用药超过一周，不良反应就会成倍增加，甚至造成视听障碍等终生残疾。慢性病需要终生用药，很小的不良反应就会对机体造成极大的伤害。比如，糖尿病一线药物二甲双胍，除了有恶心、呕吐、腹泻等胃肠道不良反应外，还有潜在的肝肾功能损害，有些欧洲国家甚至规定 65 岁以上老年人禁用二甲双胍。但一般药典上只写肝肾功能不全者慎用。有些糖尿病专著还把不良反应少作为大力推荐二甲双胍的理由之一。一项发表于 *Nature Communications* 的研究显示,给小鼠两种剂量的二甲双胍进行对比,服用 0.1%剂量组的生存期比对照组延长约 6%,但服用 1.0%剂量组的生存期比对照组平均缩短了 14%,且多是由于肾衰竭所致,而 0.1%剂量对肾功能没有造成任何影响。可见剂量的些微改变就能左右二甲双胍的作用性质,并对肾功能产生致命伤害。而 2 型糖尿病患者在临床上使用二甲双胍时剂量加倍是很平常的事。第二,糖尿病与衰老有关。2 型糖尿病多见于中老年人,又叫老年型糖尿病。衰老是多种因素协同引起的生命渐趋弱化的过程,是不可抗拒的自然规律,过度治疗是徒劳的,即使治疗也应从抗衰老着手,进行整体调整。衰老是全身机能的减退,可表现为视力、听力、记忆力下降,头发变白、脱落,牙齿松动,老年腿,老人斑,老年肾,老年脂肪肝,白内障,高血压,冠心病等等。衰老症状几乎涵盖了所有糖尿病常见并发症。衰老从 38 岁就开始加速了,远远早于老年糖尿病出现的平均年龄。血糖升高可能只是衰老的一个症状,与衰老大家庭的其他成员是同步的。第三,2 型糖尿病是不良生活行为方式疾病。不良生活方式多种多样,如酗酒、吸毒、抽烟、纵欲、饮食无度、久坐不动等,对身体产生的危害也各不相同,但在治疗上却有一个共同特点,就是对药物治疗反应不佳,对改变不良生活习惯立竿见影。

一般而言,2 型糖尿病的药物治疗是在生活方式干预失败后的补救措施。生活方式调整没有统一的量化标准,只能靠患者的主观感觉来判断是否达到应有的力度。由于认知能力的差别，调整不到位就匆匆采用药物治疗的患者高达60%以上。一旦有降糖药做后盾，就会产生心理依赖，除非发生继发性药物失效，否则很少有人会主动停药，更何况还存在戒断症状，血糖会报复性反弹，甚至出现酮症酸中毒，就像一个枷锁把患者越套越牢，正所谓“用药容易，停药难”。患者更难确定饮食控制的力度，因为多吃的那部分营养都被降糖药消化了，使摄入过剩的关键问题被掩盖。以上诸方面都是新患者在接受药物治疗之前所始料不及的，因此，在用药之前一定要权衡利弊，三思而行。

# 第四章
# 2型糖尿病的12个迷思

## 1. 2型糖尿病患者不吃不喝，血糖也降不下来

这是一个非常令人困扰的问题，对这个问题的误解导致许多2型糖尿病患者误入歧途。日常生活中常常会有患者抱怨：吃得不多，血糖就是降不下来；浑身无力，可一吃东西血糖就高。很多人认为：2型糖尿病患者就是饿死，血糖也降不下来，因为身体只利用脂肪，不利用葡萄糖。事实果真如此吗？让我们首先从营养学角度分析一下。根据营养学原理，一旦停止进食，机体会由于营养不良导致生命器官衰竭而死亡。在无水的条件下撑不过1周，在有水的条件下撑不过3周。身体会首先消耗掉血液中的各种营养物质，包括血脂、血糖、血浆蛋白等，然后迅速消耗体内的脂肪组织及蛋白质，即所谓的“自体燃烧”。

在日常生活中，我们常常会听到周围人说“都快饿晕了”。其实，饥饿导致的晕厥，主要是低血糖造成的，称之为低血糖休克，可导致昏迷，甚至死亡。那么，2型糖尿病患者是不是不吃不喝也不会出现低血糖休克呢？当然不是。如果那样的话，人就永远不会饿死了。因为：①2型糖尿病患者体内仍有大量胰岛β细胞在工作。②机体存在许多非胰岛素依赖型的组织，已知的有脑、血细胞、肾髓

质、肠、皮肤等。③葡萄糖可以部分转化为脂肪等非糖物质加以利用。④人体存在其他利用血糖的途径，比如果糖的氧化供能就不需要胰岛素参与，而果糖与葡萄糖在体内还可以相互转化。⑤2 型糖尿病患者在运动时，血糖会迅速下降，说明肌肉组织对葡萄糖的利用在运动状态下存在绿色通道，它很可能与血液循环加速带动胰岛素增敏，以及运动导致糖皮质激素释放有关。因此，2 型糖尿病患者不可能会出现不吃不喝血糖也原地踏步的可能。

所谓的"血糖降不下来"，不过是指比正常人下降的速度缓慢罢了，这种缓慢与胰岛的功能状态有关，它是 2 型糖尿病的特征之一。但在能量摄入负平衡的情况下，机体对血糖的利用会加速。根据我们的反复测试，2 型糖尿病患者禁食一天，血糖至少下降 3～5 mmol/L，如果配合运动，可轻松下降 8～10 mmol/L。由于长期过度饮食产生的叠加效应，高血糖已经被糖化血红蛋白做实，即使一两餐不吃，血糖也不会马上降下来，但血糖缓慢有序的下降是不可避免的，因为血糖的作用是其他营养物质所不能取代的，生命器官对血糖的依赖超过其他任何营养物质，人体对血糖的消耗一时一刻也不能停止，血糖低于 2.8 mmol/L就会出现低血糖昏迷，造成对大脑不可逆的损害。因此，一旦停止进食，血糖必然会在几天之内消耗到正常范围以下。所以，上述患者的担心是没有科学根据的。那种只燃烧脂肪，不消耗血糖的情况是不存在的，只是利用比的差异。有许多 2 型糖尿病患者几乎不吃谷物，餐后血糖变化不大，但空腹血糖却仍然升高，说明人体在饮食中糖类摄入不足的情况下还会通过糖异生的方式来保持血糖稳定。

## 2. 遗传有缺陷，必须靠药物帮忙

有些2型糖尿病患者，因为有家族遗传史，就下意识地把自己的胰岛当作残品，随时准备请药物来帮忙。不错，2型糖尿病有一定的遗传倾向，但是否发病具有很大的不确定性，因为遗传过程并非只复制父亲或母亲的病态基因，它也是一个优化组合的过程，只会一代比一代强，不会一代比一代弱，否则，人类也不会健康繁衍到今天。

目前，糖尿病的全球发病率已突破10%，无法单独用遗传因素来解释，绝大多数新增病例没有家族遗传史，而是与过度进食、活动不足等不良生活方式密切相关。现在世界上仍然存在许多糖尿病发病率很低的国家，并不是因为他们的遗传基因好，而是因为他们还很穷，一旦生活水平提高，他们也会出现许多的糖尿病患者。

家族遗传可能会使某些人早几年发病，但没有家族遗传的健康人，仅仅几年的胡吃海喝就足以葬送这种遗传优势。2型糖尿病患者大都在50岁前后10年内发病，临床上看不出明显的界限。如同汽车发动机有不同的品牌，“遗传性能”在出厂前有一定差别，但这种差别远不足以弥补驾驶员操作不当对发动机的损害。人体也一样，每个人在刚出生时胰岛功能是基本一样的，它的寿命很大程度上取决于我们后天对它的保养。遗传基因克隆的不是疾病，而是体质，体质又被环境所左右，环境决定体质向哪个方向发展。

现实生活中，人们常常会发现，一些胰岛功能较好的老年人，往往是有所谓糖尿病家族史的人，为了预防糖尿病，他们处处小心谨慎，从不过食，使他们拥有了一个与普通人一样的胰岛。而疏于保养，即使拥有一个好胰岛，也会很快失去它。正是人们过分夸大了遗传的作用，才使某些人总有一种自卑感，才会让药物牵着鼻子走。而事实证明，不管你有没有家族遗传，只要你饮食无度，运动不足，2型糖尿病就会找上你。有些人的恐惧心理是来源于统计资料，但不同来源的统计结果差别很大，常常相互矛盾，根本无法得到证实，可信度十分有限。比如，育龄期妇女大都处在健康鼎盛时期，2型糖尿病处在潜伏阶段，其子女的遗传概率要等到她进入中老年发病后才能确定，如果她的子女早于她发病，就会被认为没有遗传因素。而2型糖尿病在老年以后发病的大有人在。因此，统计结果的真实性大打折扣。

### 3. 对糖尿病患者来说血糖越低越好

很多糖尿病患者认为血糖越低越好，越低越安全，越低并发症越少。这是一个非常严重的误区。首先，血糖必须保持基础浓度才能维持生命。血糖过低会引起低血糖休克，进一步会导致低血糖昏迷。低血糖昏迷非常危险，几分钟就可以导致脑组织受到不可逆的损害。因此，血糖绝非越低越安全。安全是压倒一切的首要考量，没有安全保证的医疗方法，甚至比并发症更可怕，危害更大，再有效也是枉然。

20世纪80年代，国际权威糖尿病研究机构根据动物实验及临床病理研究结果，认定血糖在7.5 mmol/L就会出现糖尿病并发症的某些病理改变，从而竞相调降 2 型糖尿病的各项控制标准，这一举动从意识形态上造成了一种血糖越低越好的不良影响，以至于很多医生认为空腹血糖控制在正常范围以内还不够，还必须进一步缩小控制范围，向更靠近正常范围下限的方向压缩。甚至有人把 4.4 mmol/L作为理想的降糖标准，似乎血糖降得越低，越有成就感。本来 3.9～6.1 mmol/L 的血糖正常范围就只有 2 个毫摩尔浓度的差距，压缩的空间并不大，3.9 与 4.4 之间不到 1 个毫摩尔浓度，很容易触及血糖底线，其合理性早就存在争议。那么，这个备受争议的降糖理念是否符合医学基本原理？在经历了 30 多年的临床实践后，反馈回来的效果又怎样呢？让我们来看如下分析：

第一，生命器官对基础血糖水平的降低比升高更敏感，餐后血糖在餐前基础上升高 20 个毫摩尔浓度，患者可能没有任何感觉，而下降 3 个毫摩尔浓度患者就可能会有生命危险。葡萄糖又是三大营养物质中摄入量最大，波动率最高的成分，更有五大升糖激素的推波助澜。逆势将血糖向正常下限压制有违一般医学常识。不少学者认为，血糖控制中线应该适当向血糖正常值上限偏移才更合理。第二，“极限降糖”理论缺乏临床医学、循证医学及流行病学的证据，过分依赖动物实验，难免与临床实际脱节。第三，忽略人体整体相关性。心率、血压等人体重要指标与血糖有连带关系，医学界对心率的认可范围是 60～100 次/分，对心动过缓的防范要比心动过速严格得多，只要心率经常低于 40 次/分就要安装起搏器，无需一直低于 40 次/分，一直低于 40 次/分会随时威胁生命安全。对血压的控制范围更随年龄而放宽。舒张压低于 60 mmHg 诱发脑血栓的概率远大于收缩压高于 140 mmHg 引起脑出血的概率。第四,从对糖尿病某些并发症的随访观察来看,血糖低于 8.0 mmol/L,腿肌痉挛和间歇性跛行很少出现,一旦超过 11.1 mmol/L(200 mg/dL),其出现率才会增加;视力障碍的发生特点是:血糖低于 5.0 mmol/L,高于 9.0 mmol/L 都能导致视物模糊;从人体综合体能来看,血糖在 6.0～8.0 mmol/L时,人体状态最佳,工作、学习效率最高,血糖低于 5.0 mmol/L 时,稍有疲累极易出现眩晕、心慌、出冷汗等低血糖症状。目前尚未发现任何有统计学意义的证据证明血糖在 6.0～8.0 mmol/L 区间与血糖在 3.9～5.9 mmol/L区间对糖尿病并发症的影响有显著差异。第五,从过去 30 年的信息反馈来看,防不胜防的低血糖以及由此引起的糖尿病性心脏病已严重影响了 2 型糖尿病的治疗效果及患者的生存率。DCCT、UKPD 及 ACCORD 等权威机构的研究均证实,严格的血糖控制会增加低血糖的风险及糖尿病性心脏病的死亡率;美国糖尿病学会在其诊疗指南中先后放宽了妊娠糖尿病及老年糖尿病的血糖控制标准;2015 年,美国糖尿病学会更把餐前血糖正常值下限从3.9 mmol/L大幅提高到 4.4 mmol/L。由此可见,主流医学已经意识到过度降糖的弊端,通过不断调整标准来扭转人们的错误认识,那些还在靠降糖药打造“理想血糖”的人们应当有所警醒。

实际上,机体自身最清楚血糖在哪个区间最有利,这个最佳区间是通过人体最佳状态表现出来的,它与糖尿病并发症的出现率呈负相关。即人体状态越好,糖尿病并发症越少;状态越差,并发症越多。把无限接近低血糖的某个狭小区域所代表的边缘状态认定为最佳状态是一个严重的错误,两者之间有本质的差别,如同经济发达地区与落后地区的差别。虽然经济发达地区的垃圾量远多于经济落后地区,但其处理垃圾的能力远超经济落后地区,反倒比经济落后地区更干净,传染病更少。如果只把垃圾的绝对值拿出来进行比较,就会得出错误的结论。

## 4. 生活方式调整只适合于早期糖尿病患者,患者最终会采用药物治疗

多年来,有一个问题一直困扰着2型糖尿病患者,那就是患者始终认为糖尿病一旦被确诊,迟早要用降糖药,生活方式干预只是权宜之计,安慰疗法,作用强度有限,效果也只是昙花一现,仅适用于早期或轻型糖尿病患者,不过是把降糖药使用的时间推迟几年而已。并认为2型糖尿病会进行性加重,胰岛β细胞会不断凋亡,最终会丧失全部功能。实际上这是一个误区。第一,长期不良的生活方式是糖尿病发生发展的始动因子和催化剂,只有纠正了不良的生活习惯,血糖才能得到长期稳定。即使在使用药物阶段,没有生活方式调整做配合,也无法取得满意的效果。因此,生活方式调整在糖尿病治疗的各个阶段都是必不可少的。第二,生活方式调整的远期作用强度远远大于药物。它是全方位、立体式的调整过程,控制饮食,增加运动,调节情绪,改善睡眠等可同时并进。合成降糖药只是单方向的平面调整,作用单一,就像单刀直入的战士,缺乏横向保护,很容易腹背受敌,一旦进入人体难免遭受不良

反应及继发性失效的双重排挤，疗效难以持久。反观中药“君臣佐使”的配伍，就弥补了这一缺陷，很少出现不良反应及继发性失效。很多用药的糖尿病患者，通过生活方式调整，逐渐减量，甚至停掉了药物。第三，持之以恒的生活方式调整，哪怕是微小的调整，到达一定阶段必然出现量变到质变的飞跃。许多患者在生活方式调整若干年后，身体的自动调节功能陆续被激活，会发现过去那种饮食的狂热消失了，不想吃晚餐了，吃零食的习惯也消失了，这些正是食控中枢回归正常工作状态的结果，更重要的是这种改变会不自觉地持续进行，直到饮食和体重恢复正常。患者呈现出临床症状、并发症及生化指标的持续改善。如体力增加，抵抗力增强，感冒次数减少，下肢微循环改善，间歇性跛行及小腿肌肉痉挛消失，视力恢复，小便泡沫及夜尿次数减少，糖化血红蛋白下降，尿蛋白消失等等。

近年来，越来越多的2型糖尿病患者加入到生活方式调整的行列，这些人中有一部分是因为本能地惧怕药物的不良反应及其依赖性而拒绝使用，另一部分则是在领教了药物的不良反应、抗药性、耐受性之后才放弃药物治疗，改用生活方式调整。他们配合暴走疗法、断食疗法，太极疗法、素食疗法等等，不刻意追求血糖达标，重视身体的实际感受，把生活质量放在第一位。随访观察发现，很多人病龄已超过30年，仍然保持着良好的健康状态，胰岛功能没有进行性恶化的迹象。实际上，进入老年后，机体激素整体水平逐渐下降，由于升糖激素远多于降糖激素，对升糖能力的影响更大，身体倾向于减少饮食量，缩减体重，对胰岛的压力反而减少，血糖更容易控制。因此，许多对降糖药依赖不严重的老人会自动停药。

## 5. 有饥饿感就是身体需要

一般而言，饥饿感是机体需要补充能量的信号。但饥饿感有真假之分，对能量过剩的糖尿病患者而言，饥饿感并不都代表身体需要。有些人血糖、体重严重超标，食欲仍很旺盛，不到饭时就饥饿难忍；还有许多人不管饿与不饿，一日三餐，到时就吃；更有一些人本无食欲，却因遇到饭局，被美酒佳肴勾起食欲。上述情况都属假饿。假饿必将导致能量过剩与肥胖。按常规，进餐开始后，下丘脑腹外侧核的摄食中枢就会逐渐降低兴奋性，下丘脑腹内侧核的饱食中枢就会逐渐增加兴奋性，饱食中枢的兴奋指令主要来自于食物对胃壁的牵拉刺激，一旦胃壁被充满，饱食感就会如期而至。长期饮食过量导致胃的体积增大，一旦饱食感到来，已经吃得太多。研究人员发现，一旦下丘脑的摄食中枢被破坏，动物的食欲会完全消失，塞入口中的美食也会被吐出来。在饱食状态下对摄食中枢给予一定的电刺激，已经吃饱了的动物又重新开始进食。可见，美味佳肴对味觉、嗅觉感受器的强烈刺激，是假饿产生的根源。而胃壁松弛，牵拉反射减弱，饱食感出现的阈值增加，又为过度进食创造了客观条件。对上述两个环节中的任何一项进行限制都会有效规避假饿的出现。胃扭转手术后，糖尿病不治而愈正是因为大幅增加了胃壁的紧张度，有效限制了过度进食。假饿有一定的特点。比如，患者只对美食感兴趣，饥饿感可有可无，可长可短，饮食挑剔，口味重，口中常有酸腐感，常伴有消化不良，饭后立刻产生便意等。而真饿则对所有食物都有兴趣，饥饿感会一直持续到进食为止，拒绝进食会影响工作，甚至出现头晕心慌、冷汗乏力等低血糖症状。而在现实生活中，很多人顶着小肚腩、双下巴，却意识不到过食的存在；还有一些人，不能容忍眼前有美食，一旦发现，不管饿与不饿，总会把它吃光，吃后又后悔，很难保持理性。因此，在进食之前应先问一下自己，我真的饿了吗？需要补充能量吗？如果回答是否定的，就应毫不犹豫地向美食说不。学会像小鸟一样慎食，鸟类觅食非常讲究，从不过量。猪、狗、猫、鼠等哺乳动物都会因贪吃而发胖，鸟类则从来不会，始终保持着健康美丽的体型，因为鸟类吃多了就飞不起来了，必须严格把握适量。

## 6. 糖尿病患者必须远离甜食

糖尿病患者大都对糖有一种恐惧感，认为糖尿病就是吃糖太多引起的，必须远离甜食，才能平安无事。其实这是一种误区。到目前为止，没有任何证据证明 2 型糖尿病与吃糖有关。世界卫生组织对 2 型糖尿病的诊疗指南也没有绝对禁糖，只是建议不超过 25 g/d。这让很多人感到费解，因吃糖可以立刻导致血糖升高，有立竿见影的因果关系，2 型糖尿病患者应该对吃糖零容忍才对，为什么医学界对 2 型糖尿病患者吃糖还能有所姑息呢？其实这些担心都是人们对糖的性质及其作用机理不够了解所致。第一，糖的概念不只局限在“甜”上，所有含淀粉的谷薯类进入体内都可迅速转化为葡萄糖，其升糖作用几乎是一样的。人们对糖的恐惧，实际上是对“甜”的恐惧。人们惧怕甜食，但却大口大口地吃米饭、馒头、坚果，实际上是在掩耳盗铃。美国明尼苏达大学医学教授约翰·班托(Dr. John Bantle)于2008年6月在*Diabetes Health*杂志上发表了一篇题目为《糖与糖尿病——永不消失的迷思》的研究报告。文中指出研究者选用等量的糖与淀粉进行比较，让参与者先吃纯糖饮食28天，后改吃以淀粉为主的饮食，发现受试者的血糖值竟大致相同。结论是：糖与淀粉提升血糖的能力相等。第二，升高血糖并不意味着伤害胰岛功能。能升高血糖的因素很多，如各类甜食、谷物、激素、精神压力等，但只要不超过限度就不会造成伤害。就纯糖而言，可通过刺激味蕾迅速将信息传递给中枢，引起消化液分泌，激活肠-胰岛轴系统，比淀粉、脂肪、蛋白质更快刺激胰岛素分泌，且纯糖的高甜度阻止了大量摄入，吃纯糖是以克计算，而吃馒头、米饭则是以两计算，一旦有美味佳肴相伴则会吃得更多，实际升糖作用远高于纯糖。因此，拒绝甜食，不如减少淀粉类食物的摄入。第三，高脂肪饮食是胰岛β细胞的隐形杀手。表面上看，脂类不含葡萄糖，不会引起餐后血糖升高，对糖尿病很安全，甚至有学者认为，只吃高脂肪、高蛋白饮食糖尿病就会好。而实际上过度摄入脂类才是2型糖尿病的罪魁祸首。长期高脂肪、高蛋白饮食，会引起血中游离脂肪酸增加，血液黏稠、酸化，脂毒性释放，导致胰岛素抵抗。胰岛素的工作效率降低，胰岛β细胞被迫追加分泌胰岛素，久而久之，胰岛β细胞功能衰竭，诱发2型糖尿病。

总之，甜食与2型糖尿病之间没有必然联系。也就是说，经常吃甜食的人，只要适量，并不会诱发2型糖尿病，也不会变成2型糖尿病的高危人群。2型糖尿病患者虽然存在胰岛功能减退，也不必投鼠忌器，远离甜食。笔者经常食用巧克力、糖拌西红柿、红枣大米粥、蜂蜜蒸鸡蛋等，把它们计算在总热量中，从未因此影响血糖，或导致血糖失控。有时以糖代饭，晚餐只吃5～7个法国地球巧克力(每个净重11.87 g)，也从没有因此导致血糖飙升，次日空腹血糖反倒会比吃正餐低(具体过程在笔者的“血糖日记”中有详细记载)。

## 7. 出现酮体就意味着酸中毒

长期以来，人们都把酮体与糖尿病酸中毒联系在一起，酮体一直扮演着负面角色。实际上，酮体本是脂肪酸在肝脏代谢的正常中间产物，也是肝脏为肝外组织提供能源物质的一种形式，它包括乙酰乙酸、β-羟基丁酸和丙酮。酮体分子小，溶于水，便于通过血液运输，易于通过血-脑屏障及肌肉组织的毛细血管壁，也是脑组织及肌肉组织的重要能源。脑组织不能氧化脂肪酸，却能利用酮体。糖供应不足时，酮体可以取代葡萄糖，成为脑组织的主要能源。

正常情况下，血中含微量酮体，尿中酮体阴性，由于检测底物不同，血酮与尿酮可能不会同时出现，也不会同时转阴。日常生活中可引起酮体升高的因素很多，如呕吐、饥饿、过度运动、发烧、摄入脂肪过多等。有学者通过实验发现，人体一周不摄取糖分，血中酮体浓度可上升10倍，不仅没有中毒反应，而且使人体态轻盈，饭后不昏睡，反应更灵敏。进一步研究发现，酮体能够启动长寿基因，促进细胞自我修复，使睡眠改善，充满活力。以往被人误解，背负恶名的酮体一下变成了人体求之不得的良性物质，甚至有专家刻意打造“生酮体质”来获取酮体。

在糖尿病恶化，血糖居高不下的情况下，葡萄糖利用减少，脂肪动员大大增强，才可引起酮体生成过多，超出肝外组织的利用能力及肾脏排泄能力，导致酮症酸中毒而危及生命。此时尿酮体呈强阳性（＋＋＋以上），血酮体（β-羟丁酸脱氢酶法）高于 3 mmol/L，才提示有酸中毒的可能。因此，普通原因导致的尿中酮体阳性，血中酮体升高并不意味着代谢性酸中毒的出现，不必过度紧张，甚至采取消酮治疗，想方设法尽快把酮体“赶尽杀绝”。

## 8.“糖尿病专用”饮食是糖尿病患者的最佳选择

进入超市常常能发现标有“糖尿病专用”字样的食品。糖尿病患者很容易被这些食品所吸引，认为这些食品吃后不会升高血糖，对糖尿病患者是安全的。很多人去医院探望糖尿病患者也带着“糖尿病专用”食品。其实这是一个误区。这类甜食与普通甜食的升糖作用基本一样。糖尿病食品通常含有与普通甜食一样多的热量。糖尿病患者没有被禁止吃甜食，只是要把摄入的甜食纳入一天的总热量中。这些糖尿病饮食或用甜味剂，如麦芽糖醇、木糖醇、山梨醇等来替代糖类，或添加脂肪来营造更好的口感。这些食品没有一个统一的标准，质量参差不齐，不少用人工味素来替代纯糖，对人体埋藏更大的危险。国际知名糖尿病营养专家玛格莉特说：“它们通常不怎么好吃，对健康也没有什么用处，倒不如吃普通的食品，如水果和真正的甜食，只要适量就没问题。”因此，不能盲目相信所谓专用食品。

## 9. 血糖降得越快越好

2型糖尿病是长期不良生活习惯导致的慢性病。冰冻三尺,非一日之寒。机体各组织器官对高血糖状态已经产生相当程度的适应和耐受,一旦血糖下降幅度过大,必然会导致身体各系统适应不良。就如同一个高速行驶的列车,突然急刹车会出轨一样。在糖尿病酮症酸中毒、高渗性昏迷患者昏迷的抢救过程中,一个很重要的原则就是要将血糖逐渐降至正常。血糖每小时下降的速度不能超过5.6 mmol/L(100 mg/dL),否则,极易发生脑水肿昏迷。所以,2型糖尿病在降糖过程中一定要掌握节奏,循序渐进。合成降糖药的作用特点就是"短平快",掌握不好很容易出现血糖大起大落。胰岛素过量导致的"低血糖偏瘫"就是一个很好的例子。从临床实践角度看,受到患者认知能力、焦虑情绪、药物剂量等多方面因素的影响,使用降糖药很难避免血糖大起大落。

## 10. 得了糖尿病最终难逃截肢、失明、肾衰透析的命运

很多人都知道糖尿病不可怕,可怕的是它的并发症。提起糖尿病并发症,人们就会联想到截肢、失明、肾衰透析等。很多患者悲观地认为这就是所有糖尿病的最终结局。其实这是一个误区。第一,医疗水平的提高和防范意识的加强,大大降低了糖尿病致残的风险。《新英格兰医学》杂志2014年发表的一项最新统计显示,过去20年间,美国糖尿病相关并发症的发病率大幅下降,其中下肢截肢的发

病率下降50%,终末期肾病发生率下降30%。另外,导致失明的隐形杀手——糖尿病视网膜病变、黄斑病变、玻璃体浑浊几乎被激光光凝疗法所征服,使糖尿病致盲的风险也大大降低。第二,糖尿病致死率最高的并发症并非糖尿病肾病引起的尿毒症,而是糖尿病性心脏病。导致尿毒症最常见的原因并非糖尿病,而是慢性肾炎,糖尿病肾病导致的尿毒症不足30%,且与药物不良反应有密切关系,完全可以避免。一旦发现小便泡沫增加,微蛋白尿出现,可减少高蛋白饮食,适当使用具有补肾作用的中药,避免长期使用任何化学合成药物或富含胍类、嘌呤等对肾脏损害大的药物等。第三,糖尿病是慢性过程,患者有充分的调整空间来阻止并发症的发生与发展。就糖尿病足而言,在患者仅有偶发足趾麻痛,小腿肌肉痉挛阶段就给予积极调整,就不会发展到下肢静脉炎、血管阻塞、坏疽的阶段。因此,不能用静止的眼光来看待发展的事物,虽然人类目前还不能征服糖尿病,但已能有效规避其所带来的风险。糖尿病的危害已今非昔比,不能同日而语。

## 11. 糖尿病不可能彻底治愈

2型糖尿病一直被医学界认为是不可治愈的,但胃扭转手术的应用为治愈2型糖尿病带来了曙光。美国胃肠外科医生奈尔·哈契尔(Neil Hutcher)给2型糖尿病患者做过3000多次胃绕道手术,在2008年4月接受采访时,被问及是否认为胃绕道手术是糖尿病的有效疗法时回答:“我想我的病患是痊愈了,他们回家后不必再用药,我已追踪他们10～15年,还没见到复发的迹象。”这一划时代的成就震惊了整个医学界，被认为是目前唯一有希望彻底治愈 2 型糖尿病的方法。为什么一个手术就能改变 2 型糖尿病患者的命运呢？实际上，胃扭转手术的成功与限制饮食有异曲同工之处，所不同的是力度更强，更持久，胃的容量缩小，使过度饮食受到客观条件限制，消除了人为因素的参与。

胃扭转手术的成功也是对胰岛 β 细胞凋亡理论的否定，以及对生活方式调整理论的变相肯定。根据胰岛 β 细胞凋亡理论，糖尿病一旦确诊，就已经有 50% 的胰岛 β 细胞凋亡，病程进展是胰岛 β 细胞持续凋亡的结果，这一过程不可逆转，直到胰岛 β 细胞彻底凋亡为止。当医学界回过头来从另一个视角重新审视这一理论时，却赫然发现这个统治医学界近半个世纪，给无数糖尿病患者带来沮丧和绝望的理论，竟主要来源于推断与臆测。把胰岛 β 细胞"过分泌"导致的"去敏感化"与胰岛 β 细胞凋亡混为一谈，把外源性胰岛素终生替代造成的胰岛失用性萎缩当作 2 型糖尿病自然进程的必然结果。美国哥伦比亚大学医学中心在一项动物实验中证实，对受到应激及衰老等因素导致胰岛 β 细胞缺乏，胰岛素不足和胰高血糖素增加的小鼠，利用一种新的细胞谱系追踪技术观察发现：小鼠胰岛 β 细胞没有消失，而是返回到一种更加原始的去分化细胞类型。研究还发现，糖尿病患者的胰腺中很少发现死亡的胰岛 β 细胞，胰岛功能障碍的程度与死亡的胰岛 β 细胞数量不成比例。另外，肠促胰素中的关键激素——胰高血糖素样肽-1，被发现不仅能减少胰岛 β 细胞的凋亡，还能促进胰岛 β 细胞再生，刺激胰管上皮祖细胞分化出新的胰岛 β 细胞，增加胰岛β细胞的数量。这一系列重要发现彻底颠覆了胰岛β细胞凋亡理论，表明胰岛β细胞的功能缺失是可以修复的，为生活方式调整及生活环境改变成功逆转糖尿病提供了最有力的证据，也给治疗2型糖尿病找到了新的突破口。糖尿病不可治愈的神话正在受到挑战，随着科技水平的不断提高，在可预见的将来，人类必将找到更多征服2型糖尿病的方法。

## 12. 糖尿病患者不可能长寿

2型糖尿病已成为继心血管疾病、肿瘤之后人类第三大死亡原因，有很多凶险的并发症。因此，人们普遍认为得了糖尿病，寿命就会大大缩短，能活到普通人的寿命都是一种奢求，长寿更是不可能的。根据以往的估计，1型糖尿病平均寿命比正常人缩短20%，2型糖尿病平均缩短10%。但在科技水平日新月异的今天，这一数据已发生根本改变。实际上糖尿病患者不仅在古代就有许多高寿的记录，在现代更是数不胜数。仅大家熟悉的张学良、陈立夫就都超过100岁。根据美国糖尿病学会的统计，美国1300万糖尿病患者中，有30%寿命超过80岁。是什么原因让这些糖尿病患者成功规避糖尿病的风险迈入长寿行列呢？首先，出于对糖尿病并发症的恐惧，糖尿病患者会努力改正不良生活习惯，不仅规避了糖尿病带来的风险，也同时防止了许多恶性疾病的发生，如高血压、心脏病、肿瘤等。而那些贴着健康标签的人，没有危机意识，仍然天天与不良生活习惯为伍。其次，随着医疗技术水平的提高，医疗条件的改善，糖尿病可以被早期发现，早期治疗，有效阻止了病情恶化。尤其是便携式家用血糖仪的普及发挥了不可替代的关键作用，它就像一个警钟时刻提醒患者不能多吃。再次，中老年糖尿病患者放宽降糖标准后，大大降低了死亡率占第一位的糖尿病性心脏病的风险，加上良好生活习惯带来的“一美遮百丑”效应，使很多2型糖尿病患者的实际寿命反超普通人。

最近有报道指出，治疗2型糖尿病的一线药物二甲双胍将作为首例抗衰老药进行动物实验成功之后的正式临床试验，有望让人活到120岁。但必须强调的是许多单味药，包括三七、冬虫夏草、海参、西洋参、蜂胶等等，作为辅助治疗用途效果很好，但作为主要治疗用途则乏善可陈，主要是剂量问题，剂量一大就变成毒药了，中药况且如此，化学合成的西药就更难免了。一般而言，人类的自然寿命可达120岁，主要由遗传基因决定。寿命缩短是基因所规定的年龄受到疾病、环境等因素的限制无法正常表达，器官功能提前衰竭所致。2003年，美国科学家雷纳德·格雷提发现了长寿基因，他认为这种基因平时处于沉睡状态，一旦被活化则会大幅延长寿命，而饥饿状态有助于激活长寿基因。这与我们一贯倡导的限制饮食等生活方式调整的理念不谋而合，让那些天天山珍海味，日日人参鹿茸进补的人们大跌眼镜。

从2型糖尿病走过来的长寿老人都有一个共同的感触，那就是“不得糖尿病，我不可能活到今天，糖尿病让我们学会了如何才能健康地生活”。19世纪英国著名医学家及哲学家威廉·奥斯勒曾说：“要过长寿、健康的生活，请先得一种慢性病，然后好好照顾它。”国际著名糖尿病专家莉娃·格林伯格更把患 2 型糖尿病比作“塞翁失马，焉知非福”。总之，2 型糖尿病是一把双刃剑，具有两面性。采用正确的方法积极应对更有利于健康长寿；我行我素，疏于调理，药物滥用又会加速病情发展，缩短寿命。

# 第五章
# 生活方式调整失败的常见原因及对策

## 1. 由于恐惧感等原因，不能充分利用血糖自我监测

家用血糖仪的使用，是近20年来糖尿病并发症及死亡率下降的最大功臣。它的重要性堪比飞机的导航仪，缺少它就会迷失方向。笔者曾经对自己的判断力非常自信，血糖一个月未测，照样自我感觉良好，空腹血糖升至12 mmol/L却浑然不知，经过几次重大误判后认识到仪器监测与人的主观感觉有天壤之别，对医生况且如此，对普通患者来说就更难把握了。令人遗憾的是，很多糖尿病患者没能充分利用家用血糖仪，其原因竟是因为无法忍受取血造成的疼痛。指尖神经末梢丰富，比身体任何部位都敏感，会使人产生恐惧感，但新型血糖仪的针头很细，不会造成剧痛，取血时避开指尖正中，在指尖两侧取血会减轻痛感，随着取血次数增加，恐惧感会很快消失。另外，有些患者认为家用血糖仪误差大，不能代替医院检查而弃之不用。实际上，家用血糖仪的误差与测试方法有一定关系。操作熟练之后，取血量、待血时间都会更加恒定，取血前适当活动手指等都可减少误差。我们测试发现，误差一般不超过5 mg/dL，与医院静脉血的检测结果基本吻合。从另一个角度讲，使用血糖仪的真正目的并非去探究血糖值的

微细变化,而是去把握血糖的大致走势。临床观察发现,2型糖尿病对患者造成的真正伤害主要来源于肾糖阈之上的高血糖持续状态,而这一状态最常出现在糖尿病发现之前的监测盲期,及糖尿病确诊之后,用药断断续续,又不定期监测血糖的患者。疏于监测必然造成血糖大起大落,其危害远远大于血糖在正常范围之内无法再进一步达标造成的伤害。

总之,2 型糖尿病患者应当消除顾虑,排出干扰,尽快掌握家用血糖仪的使用,才能为成功控制血糖铺平道路。使用血糖仪的具体注意事项如下:①选购机器时,要注重质量,建议选用 ACCU-CHEK 和 ONE-TOUCH 等历史悠久的名牌产品;②每次取血换位置,以免造成局部损伤结疤;③取血前活动手指,使血流畅通均匀;④注意试纸的保存期;⑤一旦测量数值与平时差距太大,应重复测试;⑥定期与静脉血对比结果,如有较大偏差及时纠正。

## 2. 不能忍受饥饿感

不能抗拒饥饿感而把控制血糖的任务全部交给药物的患者大有人在。它是导致生活方式调整失败的重要原因。常年的过度饮食会产生惯性,突然限制饮食会出现胃的口袋效应,即排空饥饿感。饥饿感可表现为餐前饥饿感,餐后意犹未尽,睡前及凌晨饥饿感。这些饥饿感非常难以抗拒,尤其是在限制饮食的最初半年。然而,万事开头难,与“糖魔”这个让全世界 4 亿人沦陷的顽疾缠斗没有一定的毅力是无法成功的,但具体应对也应掌握一定技巧:有餐前饥饿感时可以食用适量干果充饥,能有效减少饭量；若餐后意犹未尽则应坚决抵抗；有睡前饥饿感时，可食用蔬果充饥，如苹果、萝卜、黄瓜、西红柿等。度过3个月的系统适应期，就会进入良性循环。患者首先会放弃三餐之外的零食，再减少正餐份额，让胃的体积逐渐回缩，饥饿感会阶梯式递减。3～5年之内，许多患者会改为一日两餐，与身体的实际需要相适应。近年来，不少2型糖尿病患者采取“垫餐”模式，收到了很好的降糖效果。所谓“垫餐”，就是不饿不吃，饿时只吃五六成饱，见好就收。这一用餐模式有很多优点：①避免摄入过多不需要的能量；②避免餐后血糖飙升；③避免消化液定时分泌。研究发现，消化液定时分泌，会让人吃得更多，它是长期定时定量饮食的结果，它像一个枷锁胁迫人们在固定时间进餐，不管你是否需要。在能量过剩的今天，没有几个人需要保持传统的一日三餐，它已成为控制饮食的一大障碍。过去认为不定时易得胃病，但野生动物都是随饿随吃，从不定时，很少有胃病。有人认为应该少量多餐，而现在面临的情况已是应当少量少餐。一杯咖啡，一瓶饮料，一听可乐的热量几乎占过去一餐热量的一半；一个大汉堡，一份四菜一汤几乎是过去全天的热量，这是营养不断浓缩，活动不断减少的必然结果。很多人一天足不出户，却与原来吃得一样多，此时“吃”扮演的是精神安慰剂的角色，一旦节制饮食就会出空虚、焦虑而难以自持。所以，克服饥饿感始终是生活方式调整的重点与难点。

### 3. 控制饮食早期出现消瘦而血糖仍高

在控制饮食的早期，患者常常会因为出现了比较明显的消瘦,而血糖仍不能达标,或仍高于正常范围,或仍高于心理预期,就盲目地断定,再坚持下去会出现过度消瘦而衰竭,并认为生活方式调整已经到了极限,无力扭转病情,随之采用药物治疗。这种情况在中青年2型糖尿病患者中非常常见。这是对控制饮食的作用机理及途径缺乏了解的结果。消瘦是生活方式调整早期常见的现象,是调整有效的标志,是一个良好的开端。第一,人体的胖瘦很大程度上是由脂肪细胞分泌的瘦素决定的。在持续饮食过剩的情况下,瘦素抵抗存在,瘦素的作用无法在中枢获得正常表达。当患者开始饮食控制的时候,根深蒂固的能量代谢模式由于瘦素抵抗的突然解除受到冲击,人体会出现短暂的适应真空,其外在表现形式就是消瘦。就像坐电梯上楼变成徒步上楼,一开始会有肌肉酸痛,阵痛期一过,疼痛很快就会消失。因此饮食控制早期出现的消瘦是一过性的,不会无限放大,与血糖高低无关,无需过度紧张。很多三餐改两餐的患者,饭量已经明显减少,可几年过后仍然会复胖如故,这是身体重新调整了代谢模式,包括能量吸收、利用模式。第二,人体的脂肪主要堆积在腹部及两臀,呈向心性。头面部血液循环最好,脂肪同比消耗在面部最敏感,最容易被发现,因此,人们常常以面部的改变来概括全身,做出过激反应。实际上腹部才是脂肪储存的大本营,皮下脂肪与大网膜共同组成大肚腩。癌症晚期患者出现恶病质时,常常是经过半年至一年的蛋白负平衡,才会把储存了几十年的腹部脂肪层层燃烧到腹部洼陷。年轻人肚脐与周围的皮肤基本平齐,进入中老年肚脐周围皮肤比肚脐平均高出 3～5 cm,肥胖的糖尿病患者可高达

7～10 cm。衡量一个人是否处于营养负平衡，不能只看脸，看一下腹部脂肪储备就应该心中有数，它甚至比计算标准体重更有价值。第三，由于红细胞的寿命是120天，糖化血红蛋白完成一个周期的更新换代需要3～4个月的时间，在生活方式调整的早期，即使采用高强度饮食控制，也无法一下改变红细胞糖基化状态，所以会出现身体虽已消瘦，糖化血红蛋白仍高的局面，而空腹血糖又会在某种程度上受到糖化血红蛋白的拖累。因此，生活方式调整的早期，不必过分强调血糖改变，只要调整到位，血糖自然会慢慢降下来。

## 4. 依靠偏方验方治疗糖尿病

民间流传着很多治疗糖尿病的偏方、验方，某些不良业者利用糖尿病患者治病心切的弱点，常常会夸大其作用，甚至声称可以治愈糖尿病，使一些患者信以为真，抱着极大的希望去尝试每一种“灵丹妙药”，结果每次都是昙花一现，以失败告终。挫折感使患者丧失耐心，而选择药物治疗。治疗糖尿病不能有投机心理，几味中药，几种食物的任何组合都不可能替代控制饮食，出现治愈糖尿病的奇迹，不能对偏方、验方抱有任何幻想。像黄连、天花粉、生地、枸杞、蜂胶、灵芝等中药以及大蒜、苦瓜、茭白、乌龙茶等食物虽有一定的降糖作用，但不能独当一面，更不能扭转乾坤，逆转糖尿病。它们作为辅助治疗还有效，但作为主要治疗手段降糖就靠不住了，经不起长期使用，大部分会在几个月内失效，血糖降而复升。蜂胶被生产厂家描绘成具有刺激胰岛细胞再生的神奇作用，但使用者会发现,用一段时间后效果就消失了,无论怎么加量都不再敏感。因此,它们只能作为生活方式调整的辅助治疗措施。

## 5. 靠增加运动量来取代饮食控制

贪迷美食是人的本能,有些人为了做到既不亏欠自己的胃口,又不让血糖升高,希望借增加运动量来消耗多余的能量。表面上看起来这是一个两全其美的方法,而实际上是两败俱伤的结果。世界上没有白吃的午餐,满足了多余的食欲,一定会为此付出代价。多吃一口,就要增加5～10分钟的运动量,每天要比平时多运动1～2个小时才能使血糖恢复正常,最终结局就是体力不支而放弃。因此,把运动作为降糖的唯一筹码来使用是不可取的。每天的平均运动时间应保持在1小时以内,偶尔超过2小时无关紧要,但以此作为一种天天使用的降糖模式就大错特错了。笔者想在此强调一下,作为饮食过量的一种补救,偶尔多运动一下比服用降糖药好得多,它们有本质的区别,前者是调动身体各系统潜能来迅速消耗多余能量,后者是靠降糖药来鞭打病牛或完全替代,如同父母逼孩子做作业或干脆替孩子做作业,其结果就是患者对药物产生依赖,无论是哪种降糖药,一旦停药,血糖会像脱缰的野马一样无法控制,这一点已被无数临床实践所验证。降糖药的不良反应、耐受性、对胰岛功能的损坏是与药物使用的总剂量相对应的。每一次使用都是一次损害,身体对每一次使用都会产生记忆。很多患者认为降糖药是在帮胰岛β细胞的忙,帮助身体免除高血糖的损害,其实则不然,它的真正作用不过是把血糖达标的时间提前了一个或几个小时而已，同时把不该进入人体的多余能量按药物的作用趋向硬塞给身体各组织器官，如同是在帮“贪污行贿”分赃，这些多余的能量迟早会以某种对身体有害的形式反映出来，得不偿失。

## 6. 片面追求血糖达标

许多中老年 2 型糖尿病患者，不了解生活方式调整的实际意义，无法正确运用阶梯式、渐进性的调整策略，片面追求血糖快速达标，由于无法达到目的而放弃生活方式调整，采用药物治疗。所谓“达标”有两个含义，一是要在规定时间内把血糖降下来，一是要把血糖降到规定的最低点，比如把空腹血糖控制在 4.7～5.6 mmol/L，这个标准甚至连正常人也有近 50%无法达到，对 2 型糖尿病患者主张这样的标准无疑是把患者统统赶入服用降糖药的族群。前面已多次提到使用这种急功近利的方法去对付几十年形成的慢性病是一种原则错误。急性病以快取胜，慢性病则以慢制慢，以柔克刚，但在实际应用时人们很难克服急躁心理。2 型糖尿病患者存在胰岛功能不足，不能像正常人一样在规定时间内把血糖降下来，这种功能缺陷也常见于身体其他系统，比如有些人消化功能不足，吃一点凉东西就会拉肚子；有些人免疫功能低下，经常感冒发烧等等。各系统之间存在一定功能差异是很正常的事，即使是正常人，胰岛功能也存在强弱的差别，如同汽车的发动机，刚出厂的新车比跑了 10 年的旧车性能好，名牌车比普通车性能好。使用降糖药快速降糖，如同给旧车加足马力与新车比速度，希望在同一时间到达终点，这种背景之下的争分夺秒是没有必要的，早到达终点并不意味着拿到了健康的筹码，根据自己的能力和需要，量出为入或适当推迟下一餐时间才是正确的做法。达标之举完全背离逻辑思维，以损害发动机为代价去填补两者之间存在的差距是不明智的，最后必然落得提前出局。在现实生活中没有几个人的成功是靠名车的快速度达到的，同样，长寿的 2 型糖尿病患者也没有几个是靠大量使用降糖药获得长寿的。大量随访调查结果显示，采用生活方式调整，适当放宽血糖控制标准的患者，20～30 年下来，胰岛功能完全可能被保全，或以与衰老速度同步的速度减退，从侧面验证了以慢制慢的科学性。生活方式调整的核心价值就是追求合理的血糖区间，这个合理区间是以患者的客观感受为依据，绝对不能容忍矫枉过正，频频出现低血糖等不良反应，而这正是追求血糖达标所必须付出的代价。医学界对放宽中老年糖尿病患者降糖标准早已达成共识，再去片面追求血糖达标而放弃生活方式调整就是执迷不悟了。血糖达标的本意是为了避免并发症，但并发症的发生是包括高血糖、高血脂、高胆固醇、劣质血浆蛋白血复合体等多种因素作用的结果，即使没有高血糖因素存在，“高血脂-动脉硬化-并发症”链条依然存在，临床上没有糖尿病，而有高血压、动脉硬化、心脑血管疾病的人比比皆是，以极端的方式单纯封堵血糖，如同把房间的蚊子全部杀灭，却无视虱子、臭虫、跳蚤的存在，对并发症的作用非常有限。

## 7. 突发事件血糖失控

突发事件导致应激反应，造成血糖骤升，超出患者的心理承受能力，患者饥不择食，采用药物治疗。如遇意外不幸，家人过世，严重精神刺激等等。患者常常会以为是病情自然恶化的结果，担心不用药物压制，血糖会不停蹿升。突发事件引起的血糖升高常常有升糖激素的作用存在。应激反应属于生理反应的一部分，血糖不会无限升高，但会相当稳定，直到危机解除才会回落。患者应当处惊不乱，保持平时的调整节奏，既不过度补充营养，也无需加大控制饮食的力度，适当减少谷物的摄取，增加蔬菜、优质蛋白摄取量，让血糖慢慢回落。不可用药物与升糖激素正面交锋。血糖升高自有它的正面意义，在应激状态下把血糖强行降到正常值以下会对机体造成潜在伤害。另外，环境突然改变也可影响血糖。如夏季持续高温，体温消耗接近零，本应减少饮食，可人类凭借各式冷饮、空调，仍胡吃海喝，能量摄入不减反增，极易导致血糖失控。许多服用降糖药的患者，正是在这个时候糊里糊涂地增加剂量。

## 8. 不良业者的误导

一旦发现糖尿病，患者会在第一时间寻求专业医生的帮助，医生的建议和指导就显得格外重要。糖尿病是目前已知最复杂的疾病之一，发病肾糖阈还不清楚，由于医生的专业水平、职业道德及责任心参差不齐，所采用的治疗方法也各不相同。博采众书，知识渊博，责任心强的医生，就会设身处地地为患者着想，选用经得起时间考验的最佳方案，而不是急功近利，采取杀鸡取卵的方式博得昙花一现，留得后患无穷。更有不良业者，出于商业利益考量，用虚假信息误导患者，从中获得利益回报。所以，糖尿病患者也要不断提高医学认知能力，才能不被庸医所惑，奸商所骗。

# 附录一
# 常见食物升糖指数（GI）

## 糖类

| 食物名称 | 升糖指数 |
| --- | --- |
| 1. 葡萄糖 | 100 |
| 2. 绵白糖 | 83 |
| 3. 蔗糖 | 65 |
| 4. 果糖 | 23 |
| 5. 乳糖 | 46 |
| 6. 麦芽糖 | 105 |
| 7. 蜂蜜 | 73 |
| 8. 方糖 | 65 |
| 9. 巧克力 | 49 |
| 10. MM 巧克力豆 | 32 |

## 谷薯类

| 食物名称 | 升糖指数 |
| --- | --- |
| 1. 小麦(整粒,煮) | 41 |
| 2. 面条(小麦粉,湿) | 81 |
| 3. 面条(强化蛋白质,细,煮) | 27 |
| 4. 面条(全麦粉,细) | 37 |

| | |
|---|---|
| 5. 面条(干,细) | 41 |
| 6. 通心面(管状,粗) | 45 |
| 7. 拉面 | 50 |
| 8. 馒头 | 88 |
| 9. 油条 | 74 |
| 10. 米饭 | 83 |
| 11. 米粥 | 69 |
| 12. 糙米饭 | 70 |
| 13. 黑米饭 | 55 |
| 14. 糯米饭 | 87 |
| 15. 糯米粥 | 65 |
| 16. 黑米粥 | 42 |
| 17. 大麦(整粒,煮) | 25 |
| 18. 大麦粉 | 66 |
| 19. 玉米(煮) | 55 |
| 20. 玉米粥 | 50 |
| 21. 小米粥 | 61 |
| 22. 荞麦面条 | 59 |
| 23. 荞麦馒头 | 67 |
| 24. 二合面窝头(玉米+面粉) | 65 |
| 25. 红薯(煮) | 77 |
| 26. 马铃薯(煮) | 66 |
| 27. 马铃薯泥 | 73 |
| 28. 马铃薯粉条 | 13 |
| 29. 炸薯条 | 60 |
| 30. 爆米花 | 85 |

## 豆类

| 食物名称 | 升糖指数 |
| --- | --- |
| 1. 黄豆(煮) | 18 |
| 2. 豆腐(炖) | 32 |
| 3. 豆腐(冻) | 22 |
| 4. 豆腐干 | 24 |
| 5. 绿豆(煮) | 27 |
| 6. 蚕豆(五香) | 17 |
| 7. 鹰嘴豆 | 41 |
| 8. 黑豆 | 42 |

## 蔬菜类

| 食物名称 | 升糖指数 |
| --- | --- |
| 1. 甜菜 | 64 |
| 2. 胡萝卜 | 71 |
| 3. 南瓜 | 75 |
| 4. 山药 | 51 |
| 5. 芋头 | 48 |
| 6. 芦笋 | ＜15 |
| 7. 菜花 | ＜15 |
| 8. 芥蓝花 | ＜15 |
| 9. 芹菜 | ＜15 |
| 10. 黄瓜 | ＜15 |
| 11. 茄子 | ＜15 |
| 12. 莴苣 | ＜15 |

| | |
|---|---|
| 13. 青椒 | <15 |
| 14. 菠菜 | <15 |
| 15. 西红柿 | <15 |

## 水果类

| 食物名称 | 升糖指数 |
|---|---|
| 1. 苹果 | 36 |
| 2. 梨 | 36 |
| 3. 桃 | 28 |
| 4. 杏干 | 31 |
| 5. 李子 | 24 |
| 6. 樱桃 | 22 |
| 7. 葡萄 | 43 |
| 8. 葡萄干 | 64 |
| 9. 猕猴桃 | 52 |
| 10. 柑橘 | 43 |
| 11. 柚子 | 25 |
| 12. 菠萝 | 66 |
| 13. 芒果 | 55 |
| 14. 香蕉 | 52 |
| 15. 西瓜 | 72 |

## 乳制品

| 食物名称 | 升糖指数 |
|---|---|
| 1. 牛奶 | 28 |
| 2. 原味优格 | 25 |

| 食物名称 | 升糖指数 |
| --- | --- |
| 3. 加糖优格 | 48 |
| 4. 乳酪 | 36 |
| 5. 冰激凌 | 65 |
| 6. 奶油 | 30 |
| 7. 奶油起司 | 33 |
| 8. 豆奶 | 46 |

## 面包饼干类

| 食物名称 | 升糖指数 |
| --- | --- |
| 1. 牛角面包 | 70 |
| 2. 玛芬蛋糕 | 75 |
| 3. 全麦面包 | 50 |
| 4. 法国面包 | 93 |
| 5. 棍子面包 | 90 |
| 6. 白面包 | 87 |
| 7. 汉堡包 | 61 |
| 8. 比萨饼 | 60 |
| 9. 苏打饼干 | 72 |
| 10. 小麦饼干 | 70 |
| 11. 华夫饼干 | 76 |
| 12. 油酥脆饼干 | 64 |
| 13. 爆玉米花 | 55 |

## 饮料类

| 食物名称 | 升糖指数 |
| --- | --- |
| 1. 红茶 | 10 |
| 2. 咖啡 | 16 |
| 3. 苹果汁 | 41 |
| 4. 水蜜桃汁 | 33 |
| 5. 葡萄汁 | 48 |
| 6. 菠萝汁 | 46 |
| 7. 柚子汁 | 48 |
| 8. 橘汁 | 52 |
| 9. 可乐饮料 | 40 |
| 10. 苏打饮料 | 63 |

## 坚果类

| 食物名称 | 升糖指数 |
| --- | --- |
| 1. 杏仁 | 30 |
| 2. 腰果 | 29 |
| 3. 核桃 | 17 |
| 4. 花生 | 20 |
| 5. 开心果 | 23 |
| 6. 枣 | 103 |

## 肉类

| 食物名称 | 升糖指数 |
| --- | --- |
| 1. 牛肉 | 46 |

| | |
|---|---|
| 2. 鸭肉 | 45 |
| 3. 猪肉 | 45 |
| 4. 羊肉 | 45 |
| 5. 鸡肉 | 45 |
| 6. 虾 | 40 |
| 7. 沙丁鱼 | 40 |
| 8. 鲳鱼 | 40 |
| 9. 刀鱼 | 40 |
| 10. 牡蛎 | 45 |
| 11. 鲑鱼 | 40 |
| 12. 鳕鱼 | 40 |
| 13. 章鱼 | 40 |
| 14. 文蛤 | 43 |
| 15. 鲍鱼 | 44 |
| 16. 扇贝 | 42 |
| 17. 海鳗 | 45 |
| 18. 海胆 | 44 |
| 19. 鲸鱼 | 45 |
| 20. 鲫鱼 | 40 |
| 21. 海参 | 40 |
| 22. 海蜇 | 40 |
| 23. 螃蟹 | 40 |

## 酒类

| 食物名称 | 升糖指数 |
| --- | --- |
| 1. 红酒 | 32 |
| 2. 烧酒 | 30 |
| 3. 啤酒 | 34 |
| 4. 清酒 | 35 |
| 5. 梅子酒 | 53 |
| 6. 鸡尾酒 | 38 |

## 混合膳食类

| 食物名称 | 升糖指数 |
| --- | --- |
| 1. 三鲜饺子 | 28 |
| 2. 猪肉芹菜包子 | 39 |
| 3. 牛肉面 | 88 |
| 4. 米饭＋鱼 | 37 |
| 5. 米饭＋蒜苗炒鸡蛋 | 68 |
| 6. 猪肉炖粉条 | 17 |

## 调味料

| 食物名称 | 升糖指数 |
| --- | --- |
| 1. 醋 | 8 |
| 2. 盐 | 10 |
| 3. 酱油 | 11 |
| 4. 鸡精 | 15 |
| 5. 蚝油 | 29 |

| | |
|---|---|
| 6. 沙拉酱 | 15 |
| 7. 番茄酱 | 30 |
| 8. 咖喱 | 49 |
| 9. 胡椒 | 73 |

# 附录二
# 常见食物含糖量一览表

## 糖类

| 食物名称 | 含糖量(g/100 g) |
|---|---|
| 1. 细砂糖 | 100.0 |
| 2. 黑砂糖 | 89.7 |
| 3. 冰糖 | 100.0 |
| 4. 蜂蜜 | 79.7 |
| 5. 枫糖 | 66.3 |

## 水果类

| 食物名称 | 含糖量(g/100 g) |
|---|---|
| 1. 无花果 | 12.4 |
| 2. 橄榄 | 1.2 |
| 3. 柑橘 | 11.0 |
| 4. 柿子 | 14.3 |
| 5. 橙子 | 8.4 |
| 6. 樱桃 | 14.0 |
| 7. 石榴 | 15.5 |
| 8. 西瓜 | 9.2 |
| 9. 李子 | 7.8 |

| | |
|---|---|
| 10. 西洋梨 | 12.5 |
| 11. 榴莲 | 25.0 |
| 12. 百香果 | 16.2 |
| 13. 香蕉 | 21.4 |
| 14. 木瓜 | 7.3 |
| 15. 枇杷 | 9.0 |
| 16. 蜜枣(干) | 55.2 |
| 17. 葡萄 | 15.2 |
| 18. 葡萄干 | 76.6 |
| 19. 芒果 | 15.6 |
| 20. 蓝莓 | 9.6 |
| 21. 桃子 | 8.9 |
| 22. 柚子 | 6.6 |
| 23. 草莓 | 7.1 |
| 24. 莱姆(青柠) | 9.1 |
| 25. 苹果 | 13.1 |
| 26. 柠檬 | 7.6 |
| 27. 荔枝 | 15.5 |
| 28. 杏 | 6.9 |

## 蔬菜类

| 食物名称 | 含糖量(g/100 g) |
|---|---|
| 1. 青椒 | 2.8 |
| 2. 红椒 | 5.6 |
| 3. 细葱 | 2.3 |
| 4. 芦笋 | 2.1 |

| | |
|---|---|
| 5. 花椰菜 | 2.3 |
| 6. 豆芽菜 | 0.6 |
| 7. 青葱 | 6.4 |
| 8. 毛豆 | 3.8 |
| 9. 秋葵 | 1.6 |
| 10. 小黄瓜 | 1.9 |
| 11. 胡萝卜 | 6.4 |
| 12. 牛蒡 | 9.7 |
| 13. 油菜 | 0.5 |
| 14. 水芹 | 0.0 |
| 15. 芹菜 | 0.8 |
| 16. 生姜 | 4.5 |
| 17. 西葫芦 | 1.5 |
| 18. 西洋南瓜 | 17.1 |
| 19. 黄豆芽 | 0.0 |
| 20. 洋葱 | 7.2 |
| 21. 辣椒 | 1.5 |
| 22. 冬瓜 | 2.5 |
| 23. 番茄 | 3.7 |
| 24. 茄子 | 2.9 |
| 25. 苦瓜 | 1.3 |
| 26. 韭菜 | 1.3 |
| 27. 蒜头 | 20.6 |
| 28. 蒜苗 | 6.8 |
| 29. 雪菜 | 1.5 |
| 30. 白菜 | 1.9 |

| | |
|---|---|
| 31. 韩式泡菜 | 5.2 |
| 32. 香菜 | 1.4 |
| 33. 菠菜 | 0.3 |
| 34. 莴苣 | 1.7 |
| 35. 莲藕 | 13.5 |
| 36. 金针菇 | 3.1 |
| 37. 木耳 | 13.7 |
| 38. 蘑菇 | 0.1 |
| 39. 松茸 | 3.5 |
| 40. 昆布 | 6.9 |
| 41. 海菜 | 22.0 |
| 42. 裙带菜 | 2.0 |
| 43. 寒天 | 0.0 |

## 谷薯类

| 食物名称 | 含糖量(g/100 g) |
|---|---|
| 1. 白米稀饭 | 4.7 |
| 2. 糙米 | 70.8 |
| 3. 糙米饭 | 34.2 |
| 4. 五分粥(精制白米) | 7.8 |
| 5. 全粥(精制白米) | 15.6 |
| 6. 精制白米 | 76.6 |
| 7. 精制白米饭 | 36.8 |
| 8. 精制胚芽米 | 74 |
| 9. 精制胚芽米饭 | 35.6 |
| 10. 米粉 | 79.0 |

| | |
|---|---|
| 11. 年糕 | 49.5 |
| 12. 太白粉 | 81.6 |
| 13. 马铃薯泥 | 76.2 |
| 14. 马铃薯 | 16.3 |
| 15. 玉米淀粉 | 86.3 |
| 16. 葛粉 | 85.6 |
| 17. 地瓜 | 29.2 |
| 18. 芋头 | 10.8 |
| 19. 山药 | 24.7 |
| 20. 粉丝 | 83.1 |
| 21. 饺子皮 | 54.8 |
| 22. 玉米片 | 81.2 |
| 23. 全麦粉 | 57.0 |
| 24. 糙米粉 | 79.7 |
| 25. 面粉 | 65.3 |
| 26. 面筋 | 25.7 |
| 27. 面包粉 | 59.4 |
| 28. 黑麦粉 | 62.9 |

## 面包类

| 食物名称 | 含糖量(g/100 g) |
|---|---|
| 1. 英式马芬蛋糕 | 39.6 |
| 2. 牛角面包 | 42.1 |
| 3. 吐司面包 | 44.4 |
| 4. 印度薄饼 | 45.6 |
| 5. 法国面包 | 54.8 |

| 食物名称 | 含糖量(g/100 g) |
| --- | --- |
| 6. 黑麦面包 | 47.1 |
| 7. 橄榄形面包 | 47.1 |

## 面条类

| 食物名称 | 含糖量(g/100 g) |
| --- | --- |
| 1. 乌冬面 | 20.8 |
| 2. 泡面 | 61.0 |
| 3. 荞麦面 | 24.0 |
| 4. 中华面 | 27.9 |
| 5. 意大利面 | 69.5 |
| 6. 日式面线,过水面条 | 24.9 |

## 乳制品

| 食物名称 | 含糖量(g/100 g) |
| --- | --- |
| 1. 鲜奶 | 4.8 |
| 2. 加工奶 | 5.5 |
| 3. 奶油 | 3.1 |
| 4. 乳酪 | 1.6 |
| 5. 原味酸奶 | 4.9 |

## 蛋、豆、种子类

| 食物名称 | 含糖量(g/100 g) |
| --- | --- |
| 1. 皮蛋 | 0.0 |
| 2. 鸡蛋卷 | 0.5 |
| 3. 红豆 | 40.9 |
| 4. 豌豆 | 17.5 |

| | |
|---|---|
| 5. 大豆 | 11.1 |
| 6. 黄豆粉 | 16.1 |
| 7. 腰果 | 20.0 |
| 8. 开心果 | 11.7 |
| 9. 花生 | 12.4 |
| 10. 杏仁 | 10.4 |
| 11. 南瓜子 | 4.7 |
| 12. 葵花子 | 10.3 |
| 13. 松子 | 1.2 |
| 14. 银杏 | 36.7 |
| 15. 栗子 | 32.7 |
| 16. 芝麻 | 7.6 |
| 17. 豆浆 | 2.9 |
| 18. 豆腐乳 | 18.3 |
| 19. 板豆腐 | 1.2 |
| 20. 油豆腐 | 1.4 |
| 21. 豆腐渣 | 2.3 |

## 肉类

| 食物名称 | 含糖量(g/100 g) |
|---|---|
| 1. 牛肉、猪肉、鸡肉 | 0.1～0.7 |
| 2. 牛肝 | 3.7 |
| 3. 猪肝 | 2.5 |
| 4. 叉烧肉 | 5.1 |
| 5. 火腿 | 1.8 |
| 6. 香肠 | 0.8 |

| 食物名称 | 含糖量(g/100 g) |
|---|---|
| 7. 火鸡肉 | 0.1 |
| 8. 牛肉干 | 6.4 |

## 鱼贝类

| 食物名称 | 含糖量(g/100 g) |
|---|---|
| 1. 鲤鱼 | 1.3 |
| 2. 海参 | 0.5 |
| 3. 章鱼 | 0.1 |
| 4. 扇贝 | 1.5 |
| 5. 文蛤 | 1.8 |
| 6. 海胆 | 3.3 |
| 7. 鱼丸 | 6.5 |
| 8. 对虾 | 0.1 |
| 9. 乌贼 | 0.2 |
| 10. 牡蛎 | 4.7 |
| 11. 贝柱 | 4.9 |
| 12. 鱼肝 | 2.2 |
| 13. 鲍鱼 | 4.0 |
| 14. 蛤蜊 | 0.4 |
| 15. 赤贝 | 3.5 |
| 16. 鳗鱼肝 | 3.5 |

## 酒类

| 食物名称 | 含糖量(g/100 g) |
|---|---|
| 1. 红葡萄酒 | 1.5 |
| 2. 甜酒 | 17.9 |

| | |
|---|---|
| 3. 威士忌 | 0.0 |
| 4. 伏特加 | 0.0 |
| 5. 梅子酒 | 20.7 |
| 6. 烧酒 | 0.0 |
| 7. 白葡萄酒 | 2.0 |
| 8. 清酒 | 4.5 |
| 9. 啤酒 | 3.1 |
| 10. 白兰地 | 0.0 |
| 11. 杜松子酒 | 0.1 |
| 12. 气泡酒 | 3.6 |
| 13. 绍兴酒 | 5.1 |
| 14. 兰姆酒 | 0.1 |

## 调味料

| 食物名称 | 含糖量(g/100 g) |
|---|---|
| 1. 辣酱油 | 26.3 |
| 2. 辣椒酱 | 5.2 |
| 3. 豆瓣酱 | 3.6 |

# 附录三
# 常见食物热量一览表

| 食物名称 | 热量(kJ /100 g) |
|---|---|
| 1. 米饭 | 125 |
| 2. 馒头 | 225 |
| 3. 标准粉 | 335 |
| 4. 油条 | 320 |
| 5. 挂面 | 335 |
| 6. 玉米面 | 365 |
| 7. 窝窝头 | 190 |
| 8. 麦乳精 | 365 |
| 9. 牛乳 | 70 |
| 10. 人乳 | 65 |
| 11. 豆浆 | 40 |
| 12. 河螃蟹 | 120 |
| 13. 带鱼 | 120 |
| 14. 鲫鱼 | 120 |
| 15. 鲤鱼 | 115 |
| 16. 鳝鱼 | 80 |
| 17. 黄花鱼 | 80 |
| 18. 鱿鱼 | 75 |
| 19. 对虾 | 90 |
| 20. 河虾 | 75 |
| 21. 海参 | 65 |

| | |
|---|---|
| 22. 豆腐 | 50 |
| 23. 豆腐干 | 186 |
| 24. 豆腐皮 | 395 |
| 25. 瘦猪肉 | 290 |
| 26. 肥猪肉 | 820 |
| 27. 牛肉 | 300 |
| 28. 羊肉 | 305 |
| 29. 牛肚 | 95 |
| 30. 猪心肝 | 125 |
| 31. 猪肾 | 105 |
| 32. 鸡肉 | 110 |
| 33. 鸭肉 | 135 |
| 34. 兔肉 | 80 |
| 35. 熟火腿 | 115 |
| 36. 鸡蛋 | 165 |
| 37. 鸭蛋 | 175 |
| 38. 酱油 | 70 |
| 39. 醋 | 5 |
| 40. 干海带 | 260 |
| 41. 黑木耳 | 300 |
| 42. 洋葱 | 40 |
| 43. 干紫菜 | 260 |
| 44. 黄豆 | 410 |
| 45. 绿豆 | 335 |
| 46. 蚕豆 | 90 |
| 47. 胡萝卜 | 30 |
| 48. 白萝卜 | 25 |

| | |
|---|---|
| 49. 西红柿 | 15 |
| 50. 辣椒 | 20 |
| 51. 南瓜 | 30 |
| 52. 大白菜 | 10 |
| 53. 菠菜 | 12 |
| 54. 韭菜 | 20 |
| 55. 芹菜 | 20 |
| 56. 丝瓜 | 20 |
| 57. 四季豆 | 30 |
| 58. 绿豆芽 | 35 |
| 59. 黄豆芽 | 90 |
| 60. 茄子 | 20 |
| 61. 莴苣 | 15 |
| 62. 笋肉 | 25 |
| 63. 土豆 | 80 |
| 64. 红薯 | 120 |
| 65. 姜 | 55 |
| 66. 西瓜 | 20 |
| 67. 柑橘 | 45 |
| 68. 荔枝 | 60 |
| 69. 苹果 | 60 |
| 70. 香蕉 | 90 |
| 71. 梨 | 40 |
| 72. 桃 | 30 |
| 73. 柠檬 | 40 |
| 74. 花生仁 | 580 |
| 75. 麻油 | 760 |

# 附录四
# 人体常用国际标准

## 1. 标准体重

标准体重(kg)＝身高(cm)－105

标准体重＞10％为超重；标准体重＞20％为肥胖。

## 2. 基础代谢率

女性：665＋9.6×体重(kg)＋1.7×身高(cm)－4.7×年龄

男性：66＋13.7×体重(kg)＋5.0×身高(cm)－6.8×年龄

## 3. 每日总热量

每日总热量(kJ)＝每千克标准体重所需热量×标准体重(kg)

## 4. 不同体力活动每日所需热量表(每千克体重)

| | 轻体力劳动 | 中体力劳动 | 重体力劳动 |
|---|---|---|---|
| 正常 | 30 kcal(126 kJ) | 35 kcal(147 kJ) | 40 kcal(168 kJ) |
| 肥胖 | 25 kcal(105 kJ) | 30 kcal(126 kJ) | 35 kcal(147 kJ) |

## 5. 三大营养物质产热量

糖类:17 kJ/g　蛋白质:17 kJ/g　脂肪:38 kJ/g

## 6. 三大营养物质每日摄入比例

糖类:55%　　脂肪:25%　　蛋白质:20%

## 7. 应用举例

患者身高 170 cm,正常体型,体重 68 kg,轻体力劳动者。

标准体重=170−105=65 kg

每日所需总热量=65 kg×126 kJ/kg=8190 kJ

每日所需糖类:8190 kJ×55%=4504.5 kJ,4504.5 kJ÷17 kJ/g=265 g

每日所需脂肪:8190 kJ×25%=2047.5 kJ,2047.5 kJ÷38 kJ/g=54 g

每日所需蛋白质:8190 kJ×20%=1638 kJ,1638 kJ÷17 kJ/g=96 g

# 参考文献


[1]迟家敏. 实用糖尿病学[M]. 4 版. 北京:人民卫生出版社,2015.

[2]张君,李军. 现代糖尿病基础研究与临床实践[M]. 北京:中国科学技术出版社,2015.

[3]欧广生,高积慧. 轻松管理糖尿病[M]. 长沙:湖南科学技术出版社,2015.

[4]梁晓春,吴群励,屈岭. 糖尿病家庭医学全书[M]. 北京:北京出版集团公司,北京出版社,2015.

[5]刘尊永. 糖尿病综合防治指南[M]. 北京:人民卫生出版社,2004.

[6]田胜利. 控制糖尿病[M]. 北京:中国中医药出版社,2014.

[7]王庸晋,曲鹏. 内科学[M]. 3 版. 北京:人民卫生出版社,2014.

[8](唐)王冰. 黄帝内经素问[M]. 杨鹏举等校注. 北京:学苑出版社,2014.

[9]李学玲,秦红兵,邹浩军. 常用药物新编[M]. 2 版. 北京:人民卫生出版社,2014.

[10]张昱,张问渠. 老年病中医治疗学[M]. 北京:科学技术文献出版社,2000.

[11]刘颖. 脂肪肝[M]. 北京:中国医药科技出版

社,2014.

[12]冯若,金辉.糖尿病治疗与保养大全[M].北京:华龄出版社,2011.

[13]聂文涛.驯服血糖[M].北京:阳光出版社,2010.

[14]吉日木图,陈钢粮,李建美,等.神奇的骆驼与糖尿病[M].北京:中国轻工业出版社,2014.

[15]范冠杰.糖尿病[M].2版.北京:人民卫生出版社,2006.

# 后　记

简言之，2 型糖尿病始于脂，败于糖，糖脂狼狈为奸。根除糖魔脂毒，人能为之，药物不能为之。2 型糖尿病现已大众化，对每一个人都是潜在威胁。只要存在不良生活习惯，就与 2 型糖尿病只有一步之遥，即使中青年时期不发病，也难保老年平安。不良生活习惯的概念已不仅仅局限于抽烟、酗酒、大鱼大肉，不更新知识，缺乏医学常识，认知能力低下，都极易误上贼船，被糖魔脂毒所害。当今世界，高科技已进入快速发展轨道，对日常生活的渗透正在悄悄削弱人体的各项机能，把人类朝着脂肪发达、肌肉萎缩的方向步步紧逼，这正是已经灭绝或濒临灭绝的哺乳类动物所经历的相同过程。在人类文明的历史长河中，由于火的发明，研磨、榨油、发酵技术的应用，发生过多次饮食结构的重大改变，人类都平稳度过，未曾发生过糖尿病的全球性、持续性暴发增长。但 19 世纪开始的工业革命，把人们从繁重的体力劳动中快速解放出来，仅用 30 年的时间就完成了过去几千年才能完成的历史巨变。人们在过度安逸与享受美食的同时，也透支了为之过度付出的胰岛功能，这种巨变产生的适应真空，导致了人类历史上前所未有的糖尿病井喷式增长，使全球发病率首次突破 10%，再加上被现代标准认定为空腹血糖及糖耐量受损的人群，不同地区的实际患病率已高达 30%～50%，已接近或达到失控状态。更可畏的是那些被现代标准纳入空腹血糖及糖耐量受损的人群，也大都会因为寻求合成降糖药的“帮助”，而让患者的胰岛功能弱化，成为真正的糖尿病患者。因为人体对非治疗性药物的依赖性更强，突然停药势必造成血糖强烈反弹，甚至会超过心脑血管的承受能力，出现急性并发症。这种医源性伤害往往被血糖控制良好的表面现象所掩盖，当患者因故停药，还不以为然地认为合成降糖药会像具有治疗作用的传统药物一样，改善了他们的胰岛功能时，却惊讶地发现血糖反而比以前更高了，他们赫然变成了名副其实的 2 型糖尿病患者，茫然不知所措。假如人类在远古时期就使用现代合成降糖药，受损的胰岛被育龄期发病的父母遗传给下一代，代代相传，我们今天所面对的就不是发病率高几个百分点的问题了，而很可能是人类能否继续健康繁衍的问题了。然而许多临床医生却把这些看成是理所当然，治疗过程的必然附带，仅仅强调突然停药的危险性，却极力淡化这种危害的实质内涵，似乎只要能让“血糖达标”，就是胜利，付出再大也值得。而这个“血糖达标”并没有国际统一标准，不分男女老幼，对空腹、餐前、餐后血糖控制水平及其相互关系没有明确规定，人人可以诠释，这是一种理论上可以接受的人体最低血糖区间，却被很多人解读成血糖越低越安全，血糖越低离糖尿病越远，把空腹血糖达标下限与餐后血糖达标下限完全画等号。我们知道，人体在一天之中的最佳状态一般出现在餐后 1～2 小时，此时正是血糖高峰时段，如果把现在流行的空腹血糖 4.4～5.6 mmol/L 的区间视为“血糖达标”，餐后血糖受到降糖药作用的影响也会在此区间窄幅波动，等同于让人体全天候在接近空腹状态下工作，变相压制了能量的供应与机能的发挥，随之而来的是低能状态(包括体力与智力)、老年抑郁症、药源性低血糖等反向并发症的出现。如果让运动员在此状态下参加比赛，不仅与冠军无缘，而且极易造成低血糖休克，后果不堪设想。这就不难理解为什么全球不到 1/3 的 2 型糖尿病患者能够真正做到"血糖达标"。2 型糖尿病的病理要素是血糖的持续高位，不能复原。如同电脑不关机，人体不睡眠，缺少了系统修复及清理垃圾的过程，危害主要由此造成，并发症也主要由此产生。因此，确保血糖随人体生物节律每天"归位"是关键，无需过分在意一过性血糖升高，也不能把"归位"解读成"血糖归零"，而将其回调到理论上最安全，但实际上最危险的血糖正常值下限。适度才是"真"，这个"真"是建立在患者自我感受基础之上的，而血糖达标理论恰恰混淆了这一概念，导致患者在体力、智力俱佳状态下，仍然会在是否达标上纠缠不休，仍然会因血糖尚未达标而忧心忡忡，徒增精神压力，反成糖尿病康复的绊脚石。

回顾 24 年的抗糖历程，与笔者同年代发病的 2 型糖尿病患者，很多已经被糖尿病夺去了生命，仍然在世的患者当中，一部分在做肾透析，一部分在打胰岛素，绝大多数已是联合用药，且并发症缠身。而笔者完全依靠生活方式调整进行干预，从不打针吃药，血糖 24 年基本保持一致(发病之初空腹血糖 7.8 mmol/L，曾一度高达 16 mmol/L，后始终控制在 6～8 mmol/L)，没有任何并发症缠身。从不忌口，大枣、蜂蜜蒸鸡蛋是早餐最爱。"胰岛素工厂"并没有出现"罢工停产"的迹象。这个结果每一个 2 型糖尿病患者都可以复制，没有什么秘密可言，在采取生活方式调整的患者中比比皆是，但在服用合成降糖药的患者中却寥寥无几。这是由 2 型糖尿病的结构特点所决定的，即制造胰岛素的工厂仍在，机器与工人也在，只要你善待它们，它们没有理由不好好工作，也没有理由比你的心脏更早"退休"，还会扩大再生产(胰岛 β 细胞增殖)。但如果你把它们当牛马使用，天天加班加点，它们就会拒绝为你工作。服用降糖药、注射胰岛素则大不一样，前者相当于"鞭打病牛"，后者相当于"废弃工厂，工作外包"，胰岛 β 细胞不凋亡也难。

笔者临诊时经常听到患者好奇地询问，为什么医生得糖尿病的少？为什么很少看到医生注射胰岛素及出现严重并发症？其实，医生与普通人的发病概率是完全一样的，遗传基因没有任何优势，对 2 型糖尿病没有任何天然抵抗力，所不同的只是医生由于职业的原因，医学认知能力高于普通人，对碰触底线更敏感，大都能高度自律，本能地规避不良生活习惯。所谓的"医生病情多轻"，正是医生能远离大吃大喝、身体透支、情绪激动等不良因素，不给疾病发展创造条件，并非近水楼台，依靠快速、大量使用多种不同功效的合成降糖药才使病情保持稳定。在少吃几口饭还是多吃几片药的天平上医生是不会迷失的，因为医生都很清楚，药物降糖是以同时承受一定量的不良作用及伤害胰岛功能为代价的。做到这一点对普通大众并非容易，需要大量的医学知识作铺垫。虽然 WHO、IDF、ADA 等国际权威医疗机构一直把生活方式调整放在防治 2 型糖尿病的首位，但始终缺乏一个从基础理论到临床实践方面的系统指导，让普通大众有无所适从的感觉。医生不可能给每一个患者补课，又不能放任患者血糖失控，从而使得降糖药滥用现象非常普遍。因此，加强大众的糖尿病健康教育及患者的自我管理教育来帮助人们了解生活方式调整在2型糖尿病防治中的重要性刻不容缓，本书正是从这一理念出发抛砖引玉，希望能对广大读者有所帮助。

历史是一面镜子，折射出真理与谬误，无论从现代医学的分子层面，还是从古代传统医学的宇宙整体层面诠释糖尿病，最终都要回归到事物的基本面——患者的亲身感受上来，这正是循证医学的立论基础。历史经验告诉我们，一旦背离这个原则，就会产生误区，走得越远，陷得越深。我在这里要感谢那些一丝不苟坚守生活方式调整理念，几十年如一日，把宝贵的成功经验无私分享给世人的人们，没有他们的奉献，这本书不可能问世。他们用亲身的经历，推翻了无数关于糖尿病的谬误，他们是真正的幕后英雄。为了得到这些答案，科学家要做成百上千次的试验。在此，我还要感谢所有给予我帮助和鼓励的专家、学者及医学界的朋友，是他们给了我写作的动力和灵感。